LE

DIABÈTE SUCRÉ

EN TANT QUE SYNDROME

PAR LE

Dr Louis VAN BOGAERT

D'ANVERS

PARIS

A. MALOINE, ÉDITEUR

25-27, RUE DE L'ÉCOLE-DE-MÉDECINE, 25-27

1912

LE

DIABÈTE SUCRÉ

EN TANT QUE SYNDROME

LE

DIABÈTE SUCRÉ

EN TANT QUE SYNDROME

PAR LE

Dr Louis VAN BOGAERT

D'ANVERS

———— ·◆·◆· ————

PARIS

A. MALOINE, ÉDITEUR

25-27, RUE DE L'ÉCOLE-DE-MÉDECINE, 25-27

1912

« AU DOCTEUR ALBIN LAMBOTTE »

« *En souvenir de notre vieille et sincère amitié*
« *et de ma profonde admiration.* »

DIABÈTE SUCRÉ EN TANT QUE SYNDROME

S'il y a une maladie dont on peut dire qu'elle fait de l'âge c'est bien le diabète. Celse en parlait déjà mais la confondait avec la polyurie et Arrêtée la baptisa du nom de diabète (du grec διαβαίνω) frappé par la polyurie comme Celse. Il faut arriver à Dobson pour songer à la Notion « Sucre ».

Depuis cette époque le diabète avait acquis droit de domicile, avec une des places les plus en vue, dans les cadres pathologiques. Les travaux qui pendant des siècles s'inspirèrent du diabète sont peut-être parmi les plus nombreux et les plus savants de la bibliographie médicale du monde entier. Et rien que les travaux faits en France sur ce sujet sont un monument gigantesque élevé à la médecine française qui à travers tous les épisodes de lutte scientifique ne cessa malgré tout de briller du plus vif éclat ! Et encore à l'heure actuelle on ne saurait prononcer le mot diabète sans songer même malgré soi à des Lépine, des Linossier, des Labadie Lagrave, des Marcel Labbé, des Bouchard, et encore bien d'autres dont les personnalités illustrent les ouvrages de l'univers entier sur la glycosurie. Adulé pendant des années comme un des membres les plus marquants, les plus influents de l'armée morbide, le diabète semble cependant avoir un peu terni sa gloire ! Considéré jadis en pathologie comme une autonomie puissante, comme une maladie bien propre, il tend de nos jours à devenir un peu moins personnel. Déchu, pour quelques avides de renouveau en médecine comme en économie politique, de sa préséance, le diabète est devenu un vulgaire symptôme.

Pour ceux qui ont conservé une vague réminiscence de sa splendeur passée en pathologie archaïque, ils lui conservent aussi par pure compassion peut-être un titre un peu plus pompeux en apparence et le désignent sous le nom de syndrome ! Cette école nouvelle se refuse du reste obstinément à accepter la différenciation des glycosuries en diabétiques et non diabétiques. Ils avancent carrément que toutes les glycosuries, qu'on les dénomme transitoires, permanentes, graves, bénignes, héréditaires, infectieuses, conjugales, alimentaires ou autres, sont avec leurs spécificités cliniques en apparence différenciées de même nature et diabétiques toutes en tant cependant que syndromes de diverses maladies causales primitives.

Ce polymorphisme ne semble plus défendable et tous ces épiphénomènes ne seraient que des phases d'une seule et même entité ou principe morbide initial. Ce sont autant de particularités stigmatisant le degré, l'intensité d'un même syndrome.

Oserions-nous émettre ce prétentieux aveu : que nous sommes aussi des adeptes convaincus de cette néo-moderne religion pathologique. Notre passé révolutionnaire, nos antécédents iconoclastes sont là pour faire accepter ici aussi notre manière de voir. Nous avons jadis tenté de démontrer par la clinique que l'oligurie et l'albuminurie orthostatique n'étaient guère autre chose que de simples étapes, des périodes de la néphrite pure et simple. Depuis des années aussi nous nous étions rivés à la manière de voir de Marcel Labbé cet autre innovateur du matériel, bagage de science pure et concrète en médecine, ce maître tant choyé par les jeunes écoles d'un renouveau et qui avec son autorité si grande osa jeter à la face de la médecine cet anathème de la déchéance de l'autonomie diabétique, qui osa s'élever avec tant d'ardeur contre ces dénominations injustifiées au fond, de glycosuries diabétiques et non diabétiques.

Il est pour nous incontestable à l'heure actuelle que les diverses formes de glycosuries sont toutes, sans en excepter une seule, des suites plus ou moins graves issues, nées, d'un trouble de la fonction glycosurique ou mieux glyco-régulatrice. Que cette glycosurie soit légère, transitoire, abondante, persistante ; qu'elle soit présentée sous d'autres phases cliniques d'hyperglycémie, la nature, la paternité restera toujours la même ; ce seront les mêmes enfants d'âge différent, de caractère varié évoluant dans un même foyer familial.

Diabète ou glycosurie débutante, s'aggravant, diminuant, tout cela au fond ne forme que les diverses périodes d'une même manière d'être maladive, syndrome clinique conditionné par un trouble de l'appareil glycorégulateur. Ces préliminaires doivent déjà nous faire comprendre combien sera difficile, complexe et innombrable une classification rationnelle des glycosuries ! Les bases de telles classifications doivent s'effondrer d'elles-mêmes fussent-elles cliniques, anatomo-pathologiques, ou étiologiques devant l'essence même de son origine syndromatique. Aussi toutes les tentatives faites dans ce sens n'ont-elles amené le praticien qu'à un labyrinthe inextricable d'où on ne semble avoir retiré qu'une quintessence thérapeutique empirique mais cependant utile. Parti de cette idée que le diabète est un syndrome d'une maladie organique primitive lésionnant tantôt le foie, tantôt le pancréas, tantôt la glande pituitaire, tantôt le système chromaffine, tantôt la thyroïde, tantôt le système nerveux par un processus généralisé, séparément ou tous à la fois. Lésions actionnées elles-mêmes par une entité spécifique telles que la syphilis, la tuberculose, le cancer, l'uricémie, la toxi-alimentation, l'intoxication, les causes nerveuses, l'impaludisme, le traumatisme, entraînant toutes à un degré plus ou moins grand, ce générateur morbide à action presque universelle la sclérose ou la stéatose dont le rôle à l'heure actuelle semble planer en maître sur toute la pathologie. Joignons à cela de multiples autres facteurs qui échappent encore à nos investigations et à notre mentalité médicale actuelle, mais qui cependant peuvent aussi entraîner ce trouble glycorégulateur que l'on nommait jadis diabète et que nous nommons maintenant syndrome glycosurique.

Le jour est peut-être proche où l'on enseignera en pathologie générale classique ce que en écervelés nous osons penaudement avancer : que l'évolution clinique de ces grandes entités morbides énumérées plus haut engloberont dans le cadre normal de leur symptomatologie moderniste les troubles glycorégulateur, albuminorégulateur, chlorurorégulateur, azotorégulateur, calorirégulateur et d'autres plus étranges encore d'après que la maladie initiale ou primitive aura porté ses lésions sur tel organe, sur tel système, sur tel appareil plutôt que sur tel autre. Le jour n'est peut-être pas loin où nos maîtres nous déclareront que la tuberculose, la syphilis, les intoxications alimentaires ou autres, exogènes ou endogènes lésant l'organisme avec une localisation prédominante de tel ou tel organe plus spécialement chargé de la fonction glycorégulatrice englobe dans sa symptomatologie clinique un syndrome important stigmatisant à lui tout seul la solution du problème pathogénique du diabète. Ces entités morbides primitives frappent le foie, le pancréas, la pituitaire, la thyroïde en donnant la glycosurie au même titre que celles-ci frappent le rein pour donner l'albuminurie et le foie pour donner l'urobilinurie.

Nous sommes convaincus que toutes les maladies en principe peuvent léser un organe glycorégulateur et entraîner donc à leur suite la glycogénèse urinaire ou le diabète. Ces causes morbides doivent être variées ; si la clinique et le laboratoire ne sont pas encore arrivés à nous les montrer, nous les disséquer, cela n'est pas un motif pour nier leur possibilité surtout si leur existence flatte la raison médicale et si certaines constatations nous en font dès à présent admettre le futur avènement. Que l'organe glycogénique par excellence le foie soit celui dont le traumatisme pathogénique soit le plus souvent mis en cause de bon droit comme facteur de la glycosurie, rien là-dedans ne doit nous surprendre car nous connaissons depuis les mémorables travaux du grand Claude Bernard que c'est dans le foie surtout qu'est installé le laboratoire principal de la glycogenèse. Il se charge de la transformation dans sa trame du glycose amené par le canal de la veine porte de ses origines féculentes et sucrées alimentaires, de l'emmagasinement dans ses réserves sous l'étiquette de glycogène, du rejet sur les marchés de la consommation par cette autre voie la circulation sanguine ; de l'alimentation des chaudières qui actionnent toute l'économie animale. Il est d'ores et déjà aisé de comprendre combien il sera facile de troubler ces rouages délicats et compliqués de sa fonction glycoproductrice et glycorégulatrice par les innombrables facteurs qui peuvent léser, entraver ces organes, foie et autres corroborant de loin ou de près à cette fonction importante. Troubles dans la reprise du féculent ou du sucre alimentaire ; troubles dans l'apport des substances glycofères vers le foie à travers le réseau portal; troubles dans la fonction transformatrice en glycose ; troubles dans le passage du glycose en glycogène ; troubles dans l'emmagasinement du glycogène dans la trame intime du foie; troubles dans la retransformation en glycose ou en son emmagasinement ; troubles dans l'osmose des vaisseaux sanguins efférents et dans sa fixation de charriage par le sang lui-même ; troubles dans la mise en marche, troubles de la façon de comburer le glycose dans les tissus ; troubles de la transformation énergétique dans l'économie et dans son utilisation, etc., etc., et en en oubliant d'innombrables et non des moindres ! Nous pouvons de cette énumération fastidieuse et bien incomplète encore conclure de combien de multiples façons pourra naître ce syndrome de troubles dans la fonction glyco-productrice et glyco-régulatrice. Mais joignons à cela que si ces troubles sont divers, les causes provocatrices dont la nature elle-même est si prolixe sont de leur côté encore légion !

En outre, ce que nous venons de dire là du foie devrait en plus grande partie se redire pour les autres glandes, organes, appareils, systèmes, tissus capables comme nous le savons de jouer à leur tour un rôle dans la bâtardise ou l'aliénation du cycle évolutif intime de l'assimilation, de la désassimilation et de l'utilisation des sucres de l'économie ! C'est partie de ces idées étiologiques que la clinique, l'anatomie pathologique, la nécroscopie sont arrivées à nous parler de diabète hépatique, pancréatique, pituitaire, thyroïdien, nerveux, etc., etc., prenant l'effet pour la cause. Le mécanisme complexe constitué par ces organes présidant à la glycorégularisation de l'organisme pourra être faussé par un nombre *incalculable* de facteurs causaux introduits dans l'organisme animal par les variétés énormes de maladies lésantes ou pouvant léser un nombre non moins grand d'organes. Tous ces métabolismes ayant au fond comme conséquence toujours le même syndrome, la glycosurie ou diabète. Mais là encore ne s'arrête pas la pathogénie de la rupture de l'équilibre glycogénique. La viciation fonctionnelle de notre machine humaine (dont Metchnikoff dans ses « Essais optimistes » nous montre si bien les imperfections multiples) peut être plus profonde encore et arriver au paroxysme de la bâtardise glycorégulatrice en voyant le foie et autres organes s'en prendre non plus aux féculents, aux sucres, aux substances hydrocarbonées en un mot, pour la fabrication de son glycogène mais en puiser la quintessence dans les substances graisseuses et albuminoïdes alimentaires. Même à son défaut ne pas hésiter à pousser la dépravation des instincts synthétiques à l'autophagie de ses propres graisses, de ses propres albumines. Cet ultimatum de la perversion glycogénératrice et régulatrice nous dévoile l'ogre hépatique et autres, non content de s'accaparer pour sa réserve glycogénique des hydrocarbonés, graisses et albumines des ingestas, s'attaquer en dernier ressort à ceux de sa propre molécule humaine et la transformer auto-phagiquement en glycogène et glycose ! Ceci nous mène à ces trois processus distincts bien nets capables de contrebalancer l'équilibre glycémique :

I. — Transformation des substances hydrocarbonées des aliments ;

II. — Transformation des albumines et des graisses des aliments ;

III. — Transformation des albumines et graisses de ses propres tissus.

Le premier est la fonction de choix de l'organisme, c'est celui qui s'accomplit avec des organes sains et des accessoires normaux. Les deux autres sont pathologiques ou anormaux, le second plus encore que le premier ; ils sont le résultat d'une perturbation plus ou moins profonde de la fonction, d'une avarie plus ou moins sérieuse du méca-nisme complexe agençant le système glycorégulateur. Le diabète sera déclaré grave dans les deux derniers cas, moins grave dans la clau-dication simple du premier processus où la transformation des subs-tances hydrocarbonées des aliments seul est faussée soit dans sa prise, soit dans sa distribution soit dans son utilisation mais alors même cela sera diabétique. C'est en partant de ce raisonnement, corroboré par le sens clinique, approuvé par l'observation sagace de nombreux malades, que nous nous sommes laissés séduire par cette double con-clusion si ingénieusement et si savamment défendue par Marcel Labbé.

I. — Il y a deux espèces de syndrome diabète :

α) Celui sans dénutrition ;

δ) Celui avec dénutrition.

II. — Le diabète conjugal, familial, contagieux n'existe pas, il est rarement héréditaire pour ne pas dire plus.

Nous revenons maintenant aux formes du diabète. La forme sans dénutrition est la forme bénigne, la forme à diagnose rapidement réalisée mais ne comportant cependant pas ce que nous nommerons le diagnostic précoce. C'est cette dernière forme que nous appelle-rons par analogie avec la prétuberculose de Grancher : « le prédia-bète », que d'autres à tort ou à raison ont baptisé de glycosurie non diabétique ou de faux diabète. Nous unicistes convaincus nous les considérons comme des formes hâtives, les premières phases d'un vrai diabète. Nous sommes arrivés à cette manière de voir un peu hardie peut-être, par la clinique, par l'observation évolutive à travers

le temps, par le raisonnement cynique encouragés par les témoigna-
ges de collègues plus compétents que nous et encore plus positifs :
que toute glycosurie bien établie par une technique impeccable est
diabétique. Nous revenons un instant sur la notion de technique
impeccable car c'est un point sur lequel malheureusement en simple
pratique on glisse trop facilement. Pour que nous déclarions une
urine diabétique nous avons demandé à notre aide tout ce que le
laboratoire exige pour faire ce diagnostic urologique et demandant
à l'analyse complète tous les renseignements que l'échafaudage de
ce syndrome exige de plus précis. Nous excluons de la façon la plus
sévère soit par des défécations rigoureuses au sous-acétate de plomb
ou au réactif de Patein, soit par ces autres manipulations de la mé-
thode de Degrez, les substances réductrices bâtardantes multiples :
acide urique créatrinine, dextrine, isomaltose, acide glycuronique,
urates, etc., etc. Nous établissons en outre le bilan nutritif du patient.
Nous étudions le rythme de la glycosurie de Gilbert de façon à
pouvoir conclure que l'urine souillée par la glycosurie est diabétique
vraie. Depuis des années nous nous servons avec la plus grande
satisfaction des polarimètres de Reichert.

Eh bien nous avons dans nos observations de clinique médicale
des cas multiples à l'évolution desquels il nous a été donné d'assister dans leur ensemble depuis le prédiabète jusqu'au diabète mûr.
Les divers cycles glycosuriques allant de la variété peu décelable,
passagère symptomatique, non diabétiques pour les dualistes, jusqu'au diabète avec dénutrition, autophagie grave et cachexie à travers les divers stades intermédiaires : sans dénutrition, phagie
hydrocarbonée, graisseuse, albumineuse mais encore alimentaire ;
autophagie, graisseuse et albumineuse ; acétonurie ; diacéturie, acidose, cachexie, coma et mort.

Nous allons vous communiquer un exemple choisi entre plusieurs
autres analogues et enregistrés dans nos observations cliniques :
Appelé il y a déjà quelques années dans le service hospitalier d'une
importante commune suburbaine pour un enfant âgé de 15 ans,
atteint d'hémichorée rebelle, nous lui découvrons une légère glycosurie (2 à 4 grammes de sucre par litre dans le bocal I et III du
rythme Gilbert). Cette glycosurie dura tant que dura l'hémichorée
et se dissipa petit à petit, au fur et à mesure que la maladie nerveuse

s'amenda et proportionnellement à sa marche régressive. Cette glycosurie était postérieure au début de cette chorée car à la période
ascendante de celle-ci un examen urologique avait été trouvé normal. On n'y pensa plus après et c'est à la période du paroxysme violent de son mal que simplement la manie d'un examen systématique
des urines de nos malades à leur première entrevue nous fit faire
la connaissance de ce syndrome glycosurique de circonstance. Nous
avons à dessein revu cet enfant à intervalles réguliers, avec des
bilans alimentaires variés, avec des analyses complètes et refaites
des urines pendant les deux années qui suivirent cet incident cho-
réo-glycosurique sans constater la moindre claudication clinique.
Vers l'âge de 17 ans nous revoyons ce malade en consultation avec
un confrère des faubourgs pour un traumatisme grave de la région
du plexus solaire dans une partie de foot-bal et qui avait eu comme
conséquence un état syncopal prolongé et persistance pendant plusieurs jours d'une bradycardie extrême, 18 à 20 pulsations au comp-
teur par minute. Bradycardie vraie et non pas seulement apparente
dont l'histoire du reste fut rapportée *in extenso* au Congrès de médecine de Paris 1910. L'examen clinique minutieux nous décela : sa bradycardie, un état syncopal aux changements du corps de l'horizon-
tale vers la verticale, une pâleur extrême, une hyperesthésie très grande
de la région du plexus solaire en particulier de la région hépatique
au palper même délicat, un teint subictérique manifeste, des urines
de couleur acajou, de la peptonurie, un coefficient urotoxique extrême
et une glycosurie de douze grammes par litre dans tous les ballons
du système fractionné de Gilbert.

La glycosurie intermittente de l'hémichorée avait reparu avec
un chevron d'importance en plus : grave et continue. Nous n'insis-
terons pas davantage sur les autres symptômes du diabète : polydipsie qui pourrait être mise sur le compte de l'ictère concomitant.
Il n'y avait du reste ni polyphagie ni polyurie. Cet état persista pendant deux mois aussi sévère, aussi inquiétant pour le médecin et
l'entourage qu'obscur à première vue. Petit à petit la bradycardie
fit place à la normocardie, le fameux ictère se dissipa, les zones sen-
sibles s'oublièrent et le malade semblait guéri au bout de sept à huit
mois. Nous disons intentionnellement « semblait guéri » car un an
après la glycosurie durait toujours, disons plus, s'était aggravée. La

quantité de sucre a augmenté, la polydipsie persiste plus intense que jadis accompagnée de polyurie et de polyphagie. Aussi le régime alimentaire spécial que nous avions cru inutile au début fut institué sur l'heure, imposé par les circonstances aggravantes du dernier état pathologique. Nous faisons à partir de ce moment régulièrement des analyses complètes des urines rapportées aux vingt-quatre heures établissant l'intensité quantitative de la glycosurie, le rapport azoturique, le rapport phosphaturique, acidose, etc., etc. ; nous complétons son bilan nutritif ; nous établissons d'une façon rigoureuse sa tolérance réelle hydrocarbonée du régime alimentaire qui est encore relativement élevé : 150 grammes environ, sans aucune distinction qualitative.

Deux mois après nous revoyons notre malade étquelle ne fut pas notre surprise désagréable en retrouvant sa situation de santé périclitée tant au point de vue de son état spécial que général. La glycosurie alimentaire hydrocarbonée augmentée, la tolérance réelle qui était de 150 grammes tombe à 80 grammes et même faut-il établir une sélection particulière soignée parmi les substarces hydrocarbonées : il tolère les pommes de terre, le macaroni, le riz et le lait mais pas le moins du monde les farines d'avoine, de semoule, ni pois, ni lentilles.

Il s'ensuivit évidemment de notre part une sévérité plus grande encore dans le pronostic, le traitement et le régime ; ce qui, comme c'est le sort presque toujours, découragea le malade, l'entourage et le médecin traitant. L'aphorisme d'usage forcé dans ces circonstances fut mis à exécution : le malade ne va pas mieux ; consultons un autre médecin ! Aussi vite dit aussi vite fait. Un confrère arriva et fort de notre échec de diététique, il s'arma du régime carné intensif et de l'alcool sous forme de vins.

En quelques semaines ce fils d'arthritique était gros mangeur, gros buveur ! Six mois après ce régime « réconfortant », carné, alcoolique, notre jeune émancipé de la table reçut la visite aussi inattendue pour lui qu'attendue par nous de la goutte, sous forme d'accès polyarticulaire violent ; conséquence naturelle et obligée de ses excès alimentaires, ces générateurs de l'uricémie particulièrement chez celui dont les émonctoires uriques sont déjà gênés par une évacuation en retard et claudicante des produits d'intoxication par atavisme et par acquisition. Ce malade à peine adolescent d'hier

que nous avons connu glycosurique postchoréique (oui ou non diabétique d'après l'école), mais toujours encore légèrement, passagè-
rement, que nous avons revu glycosurique post-traumatique plus
grave, plus durable (indéniablement pour tous diabétiques), nous
le revoyons, contrit et repentant de son ingrat abandon, grâce à
sa toxialimentation uricémique, diabétique avéré mais encore sans
grande dénutrition. Mais aidé par sa vie à la vapeur, fin de siècle, par son snobisme modern-style nous sommes sûr malgré ses
serments d'ivrogne les plus répétés que nous le verrons au moindre répit, à la moindre éclaircie de son mal brûler cette étape
pathologique bénigne pour s'élancer à la conquête obligée du diabète grave. En effet ces êtres dégénérés par le luxe, l'inaction et
l'atavisme de ce que nous appelons la classe riche, ne manquent pas
d'atteindre ce but terrifiant grâce à la noyade de leurs défenses naturelles de l'économie dans la mare infecte de tous les vices et de
tous les excès qui forment leur seul patrimoine réel. A celui-ci
il lui fallait, pour l'achever, ce régime hypertoxique, ces semaines de
troubles graves de la nutrition aiguillonnée par le polyarthritisme
uricémique acquis, le nervosisme de race, la viscérosclérose totale
escortée de ses insuffisances et ses déficits désintoxiquants obligés
pour faire de sa tolérance hydrocarbonée un mythe, de ses graisses
et albumines alimentaires de la chair à la glycoproduction, en un
mot une cause inévitable de trouble profond et grave de la fonction
glycorégulatrice ou diabète !

Trois mois à peine après son accès de goutte, la vie de vadrouil-
lisme suraigu, de polichinellisme social et alimentaire extrême, a
repris ses droits et règne en maître. La pathologie n'a pas manqué
de suivre pas à pas ce sillon morbide si majestueusement tracé. Le
diabète grave fleurit en plein dans toute sa splendeur léthalifère
sur ce terrain si admirablement préparé ! Hyperglycémie, hyperglycistie énorme, polydipsie, polyurie consécutive, polyphagie intoléra-
ble, perturbation complète de tous les rapports urologiques, symptômes nerveux graves, troubles oculaires, buccaux, cutanés ; rupture
de l'équilibre azoté, hyperuréurie, azoturie, phosphaturie, peptonurie,
hyperchlorurie tous symptômes plus ou moins propres ou apparents
du gros mangeur ; présence de corps acétoniques et autres préludes de cette horrible dénutrition avant-coureur de la cachexie,

coma, mort ! Dix ans lui auront suffi pour franchir la distance habituellement longue et pénible qui sépare la première étape, la glycosurie considérée par d'aucuns comme non diabétique, par nous comme vraiment diabétique déjà, de cette étape finale l'acidose de la cachexie. Parti d'un diabète simple alimentaire bénin sans la moindre dénutrition, il a su s'assurer le concours néfaste de circonstances pathogènes ou pathogéniques grâce auxquelles l'avènement de l'autophagie serait à la fois prompt et rapide.

Il a marché à une allure désordonnée certes peu normale, mais il faut convenir que pour obtenir ces performances hors ligne il a pu compter sur l'assistance fidèle de bien généreux et dévoués acolytes sans les efforts combinés desquels il ne serait jamais arrivé aussi vite au but morbide fatal ! Il a brûlé en dix ans l'espace que d'autres mettent un demi-siècle très souvent à parcourir. En finissant cette première observation nous avons vu défiler devant nous, alternativement, la névropathie spécifique héréditaire de tare familiale, la glycosurie en tant que symptôme consécutif, les aggravations traumatiques, les aggravations par abus alimentaire, par mauvaise hygiène générale et privée, la transition vers le diabète uricémique encore sans dénutrition, le diabète toxique avec dénutrition et cachexie à marche aiguë.

Nous arrivons maintenant à une nouvelle observation, qui sera un second type faisant encore mieux si possible comprendre comment naquit chez nous cette manière d'envisager, un peu spéciale peut-être, les soi-disant glycosuries non diabétiques, comme de vulgaires diabètes peu graves, peu avancés en attendant de l'être, tout comme les oliguries et ortostatismes rénaux ne sont pour nous que de vulgaires néphrites au début, de simples phases, des degrés d'une même affection ou mieux d'un même syndrome du diabète comme de la néphrite.

— Notre malade de cette fois est une femme de 36 ans qui à l'âge de 24 ans, lors d'un allaitement de jumeaux, fut condamnée à un sevrage brutal à cause d'une soi-disant glycosurie découverte par le plus grand des hasards par son médecin. Ce dernier, fort de cette belle découverte, porta le diagnostic de diabète avec un pronostic des plus sombres ! Il fut d'autant plus affirmatif que cette jeune nourrice avait de la polydipsie, que du reste stigmatise tout allaite-

ment un peu sérieux. La soif ardente, la glycosurie ou même peut-
être la lactosurie de notre mère nourricière épouvantée disparurent
avec son superbe garde-manger.

Nous aurions peut-être dit (l'avenir nous prouvera à tort) plus de
lait, plus de lactose. Aussi le médecin traitant, fier de son diagnostic et de son énergique traitement avec un résultat aussi net, nous
citait-il le cas comme une guérison miraculeuse de diabète. Cette
étiquette apposée sur le dossier pathologique de notre jeune maman
était d'autant mieux appliquée, se disait-on, qu'étant enfant elle fut
traitée assez longuement par un pharmacien pour une furonculose
strumeuse par le fer et l'arsenic et un régime sans sucre basé, disait-il,
sur l'examen des urines fréquemment refait. Nous ignorons si à ce
moment l'analyse urologique fit découvrir en réalité du sucre urinaire
malgré que tout ici semble nous le faire croire. Nous ignorons aussi
si la glycosurie de l'allaitement fut de la lactosurie ou de la vraie
glycosurie et ici malgré les apparences, tenant compte de l'évolution
du mal, nous sommes portés vers la deuxième alternative. Quant à
la question de savoir d'une façon bien nette ce que le pharmacien
d'abord, le médecin traitant après, avaient en réalité et en principe
découverts à leur époque respective : lactosurie, levulosurie, glycuronurie, saccharosurie, pentosurie, mosurie, alcaptonurie ou autres
formes propres tantôt à l'adolescence, tantôt à la puerpéralité, tantôt à l'allaitement, nous ne saurions vous renseigner avec certitude,
la différenciation si elle a été faite n'est pas arrivée à notre connaissance. Nous ne pourrions élucider le problème si intéressant d'un
diagnostic délicat n'ayant pas vécu le cas en ce moment. Seulement
l'histoire pathologique future de cette si intéressante malade nous
permit, de déduction en déduction, de croire qu'il s'est très probablement agi d'une vraie phase glycosurique d'un diabète latent, intermittent, en évolution.

De 25 à 36 ans, elle fut une vraie maniaque de l'urologie. Pas
une quinzaine ne passait sans une visite à son chimiste à la piste de
la fameuse glycosurie, sans jamais y réussir, sans jamais trouver une
trace de sucre. D'autres indices analytiques urinaires n'étaient cependant pas rassurants et quand nous jetons un regard rétrospectif sur
sa riche collection de feuilles d'analyses, nous sommes frappés de la
viciation grave des divers rapports urologiques ! Cette perturbation

dans la combustion de sa molécule albuminoïde, son coefficient
d'assimilation et de désassimilation était tel que si nous avions pu
y associer nos cofficients urotoxiques nous n'aurions pas hésité un
instant à présenter chez notre malade le grave soupçon de sa can-
didature rudement appuyée de future diabétique par hépatosclérose
avérée. Du reste il est probable que si notre malade n'avait pas
suivi un régime *très* peu hydrocarboné presque aussi sévère, que si
elle avait été réellement glycosurique, par peur de son passé morbide
il est probable qu'à maintes reprises, dépassant de temps en temps
sa dose de tolérance réelle qui pouvait néanmoins être très grande,
elle aurait dépisté de la glycosurie. D'un autre côté son régime hypertoxique, hypercarné, hyperalcoolique n'a peut-être pas été étranger non plus, grâce à son intensité, sa durée, à détruire les défenses
naturelles des organes insuffisants à couver à leur tour l'éclosion
de la glycosurie permanente et grave de demain. Ce demain fut un
événement pathologique pour elle et pour nous mais un événement
aussi mémorable dans les fastes de l'histoire morale de notre pauvre
mère. Des désastres financiers doublés de la perte d'un enfant enlevé
à son affection en quelques heures par une appendicite gangreneuse
firent déborder la coupe. Le deuil financier, le deuil moral devaient
achever d'immobiliser son ressort physiologique et faire éclater dans
toute sa hideuse réalité une de ces psychoses à forme triste que le
surmenage cérébral, les émotions, le chagrin, ces fonctions obligées
de la mélancolie et de l'hypochondrie, rivent avec cette éternelle
ténacité à nos jeunes mères déjà meurtries par la vie agitée que leur
imposent les exigences stupides et insensées d'une vie mondaine sans
merci dupant cette économie déjà hypothéquée par une hérédité sus-
pecte.

Dœrner, dans sa belle thèse, avait attiré avec beaucoup de justesse
l'attention de la médecine pratique sur l'importance de ces psychoses
dans l'évolution de la glycosurie. Aussi l'analyse faite en ce moment
nous révèle 30 grammes de sucre par litre, levulosurie avec oxalurie
intense. Sa dose de tolérance réelle établie en ce moment n'est guère
que de 60 grammes de substances hydrocarbonées. Après quelques
vaines tentatives de traitement général et spécial à domicile nous
nous décidons à adresser notre malade à un spécialiste français pour
maladies nerveuses. Celui-ci l'admit dans son sanatorium, la soumit

au régime sévère tant pour sa glycosurie que pour sa déconfiture nerveuse et au bout de trois mois notre malade nous fut rendue revenue à la santé intellectuelle et morale sans glycosurie à condition de s'entretenir rigoureusement à sa dose de tolérance hydrocarbonée réelle, qui du reste s'est relevée à 200 grammes. Nous ne sommes toutefois pas parvenu à combattre son régime hypercarné et hyperalcoolique sous le prétexte fallacieux que ses forces avaient besoin de revenir par tous les moyens possibles et impossibles, fussent-ils toxiques ! Elle prend de la viande trois et quatre fois par jour et encore quelles viandes : gibier, charcuteries fines, viandes saignantes et vieilles, faisandées, marinées ; conserves, etc., etc., arrosés copieusement de toute la collection des alcools masqués sous les titres les plus pompeux.

Elle boit sec, dit-elle, mais toujours du bon, car elle sent qu'une bonne dose de vin à chaque repas et un bon verre de liqueur ! lui font le plus grand bien pour son diabète et pour ses nerfs ! Cela lui procure un bon sommeil ! cela n'est pas étonnant, elle prend le soir à son dîner une demi-bouteille de bordeaux ou de bourgogne, une demi-bouteille de champagne sec et le soir, au coucher, deux bons grogs à la fine champagne (un verre à vin). Sa situation financière entièrement refaite en peu de temps par un de ces coups magiques que seuls les financiers comprennent et vivent sur nos places commerciales où l'on est mendiant le lundi et millionnaire le mardi ! Aussi finie l'économie ménagère et aussi ce qui est malheureusement plus grave, finie aussi l'économie sanitaire. Du reste celui qui n'a pas chômé non plus c'est son diabète. Nous retrouvons quatre ans plus tard notre brave malade avec un gros foie de dyspeptique, une rénosclérose assurée, une flagrante insuffisance cardiaque et 400 grammes de sucre par jour dans ses urines. Le pseudo-diabète intermittent du début a successivement fait place au diabète continu, bénin, sans dénutrition et nous assistons maintenant à une phase nouvelle plus avancée, plus perfectionnée de la fabrication du sucre aux dépens non plus des hydrocarbonées alimentaires mais aux dépens des graisses, des albumines alimentaires en attendant l'autophagie. Nous envoyons cette malade à Vichy se laver de ses toxialimentations variées. Au bout de deux mois elle nous revient un peu refaite et surtout elle semble contrite et décidée pour une hygiène plus raisonnable. Ce repentir plus ou moins sincère dura trois ans et pendant ce temps elle reste à peu près fidèle à la nouvelle et sensée manière de vivre. Trois saisons consécutives elle refait le pèlerinage de désintoxications de Vichy et sa santé, certes, ébranlée par les défaites passées, se maintient quoique branlante sous l'égide de la glycosurie sans dénutrition notoire aux dépens du bilan graisses et albumines ingérées, car sa dose de tolérance réelle aux hydrocarbonés est nulle. L'hiver qui suivit sa dernière cure devait lui ménager les tristes surprises de la gravité d'une infection nouvelle surajoutée frappant un organisme luttant sans bonnes et vigoureuses défenses propres. Elle contracta au mois de janvier une grippe pneumococcique grave à forme thoracique dont le genre épidémiologique sévère chez tous devait l'être en particulier chez elle dont le terrain si propice n'attendait que l'occasion favorable de faire preuve de virulence. Dès le début le syndrome diabétique se releva de sa léthargique latence : la glycosurie augmente malgré la diète, s'en prenant donc à ses propres éléments pour les autophagier et les glycogéniser. L'oxalurie, la phosphaturie, etc., etc., ces acolytes habituels, inséparables de la dénutrition, éclatent menaçants. L'acétone, les acides diabétiques, les oxybutyriques, etc., font pour la première fois leur lugubre apparition. Concomitamment avec eux se montre aussi toute la symptomatologie subjective qui stigmatise ces troubles graves et profonds : impuissance physique, apathie intellectuelle, abolition des réflexes rotuliens et autres préludes de l'inévitable déchéance générale de l'organisme victime. Les phénomènes thoraciques nés de la grippe, au lieu de rétrocéder par ce lysis classique, augure d'une guérison probable, se sont de plus en plus étendus. L'ulcération de superficielle et limitée s'est creusée profonde et phagédénique, prête à recevoir dignement son hôte favori du domaine diabétique : le bacille de Koch. Ce dut être le coup de grâce ; aussi le 10 mai de la même année, quelques semaines à peine après que la grippe a ouvert le feu, notre malade succomba à une bacillose aiguë à marche miliaire. Cette évolution particulièrement rapide fut due certes à la coexistence ou même à la préexistence d'une glycosurie grave avec dénutrition, autophagie acidose et cachexie qui à lui tout seul eût largement suffi pour terrasser ce frêle organisme qu'une pléiade pathologique mue par des facteurs variés : maladies, excès avait épuisé et entraîné sur les bords de la tombe béante. Il s'est associé dans son capricieux cynisme morbide, ce congénère habituel pour précipiter cette macabre chevauchée ou rendre plus dramatique encore cette chute de rideau sur l'évolution terrifiante d'une existence fin de siècle et servir de leçon, qui sait, à toute cette pourriture sociale dont l'éternelle devise se résume dans alcoolisme, toxi-alimentation, excès.

Le tableau, la mise en scène a été ici démonstrative. L'évolution morbide imposante et typique depuis le prédiabète jusqu'au diabète grave.

La fameuse furonculose et glycosurie de l'enfance, la lactosurie de l'allaitement ont été les préludes de la glycosurie nerveuse, de la glycosurie toxi-alimentaire, etc. Nous croyons fermement que la glycosurie de l'adolescence était le réel début de son diabète et non pas une glycosurie non diabétique à laquelle plus tard, pour le besoin de la cause, serait venu se joindre de toutes pièces un organisme morbide jusque-là étranger mais trahissant cependant sa présence dans la place par quantité de ses indéniables attributs ! C'est, me semble-t-il, étrangement compliquer les choses.

La marche par poussées, par paroxysmes, par crises, est la règle en pathologie. C'est du reste en rapport avec la nature des processus causaux. De même qu'on n'est pas tuberculeux caverneux, d'un pas même pas bacillaire ouvert en une poussée ; pas néphrétique urémique en un jour, de même on n'est pas diabétique autophagique en une étape morbide. On sera glycosurique intermittent, discontinu, continu, grave, dénutritif, autophagique par périodes successives semées de distance en distance d'apparences plus ou moins longues plus ou moins réelles de retour simulé à la santé. C'est ce que nous avons vu ici, c'est ce que la grande généralité des diabètes nous démontre être la règle au point de vue de la marche du clinisme, de l'évolution pronostique. Nous ne craignons guère d'être taxés d'exagération en avançant que dans 90 % des cas observés pendant de longues années cette histoire stéréotype celle de la plupart des évolutions diabétiques. Aussi sommes-nous sans réserve les fervents adeptes de Marcel Labbé et disons-nous bien haut avec lui : « Le dia« bète est un syndrome clinique conditionné par un trouble de l'ap« pareil glycorégulateur. Le trouble est-il superficiel et passager, la

« glycosurie est légère et transitoire, le trouble est-il au contraire
« profond et durable, la glycosurie est abondante et persistante. Il
« n'y a donc point une différence de nature mais seulement de degré
« entre les diverses glycosuries. »

Nous aussi nous prétendons que les diabètes tantôt bénins, tantôt
graves sont tous des degrés seulement d'une même manifestation
morbide, syndrome constant mais multiple d'un processus pathologique à essence unique mais variée dans ses formes d'après les localisations d'organes lésés ou d'après les natures des causes lésantes.
Les causes lésantes seront la syphilis héréditaire ou acquise, la toxialimentation, les intoxications (alcool, tabac, plomb, acchromique,
cantharides, adrénaline, oxyde de carbone, strychnine, atropine, éther,
phosphore, chloroforme, cyanures, chloral morphine et autres encore
peut-être), l'uricémie, les causes nerveuses (lésions du mésocéphale,
des hémisphères, de la moelle, excitation des nerfs sensitifs, traumatisme des membres, émotions, aliénation mentale, etc.), la tuberculose,
le cancer, l'impaludisme, certaines maladies spéciales : rage, tétanos,
Basedow, diphtérie, anthrax, myxœdème et autres tout cela semblant
plutôt agir par stéatose ou même par sclérose consécutive à ces diverses causes. Comme organes lésés (sclérosés ou stéalosés) nous aurons
à signaler parmi les plus connus le foie, le pancréas, la thyroïde, la
pituitaire et les organes chromaffines en général, le système nerveux,
le duodénum, les organes génitaux et urinaires, les glandes sanguines et une foule d'autres encore peut-être. On peut donc déjà se faire
une vague et petite idée de la variété innombrable de ces manifestations morbides sans même nous arrêter à ces formes encore plus
bâtardes mais à parenté certaine que l'on a baptisées de noms plus
ou moins barbares mais dont la filiation de principe avec les premières ne saurait être déniée, telles sont la peptosurie, l'alcaptonurie,
l'inosurie, la lactosurie, la glycuronurie, la levulosurie, la saccha-
rinosurie.

Rien d'étonnant du reste quand on songe au nombre énorme de
causes lésantes et au nombre non moins grand d'organes à léser sans
nous arrêter aux nombres innombrables de degrés et de formes dans
l'intensité de la lésion. On pourrait peut-être s'en faire une idée ap-
proximative si on met en ligne de comparaison avec lui cet autre
syndrome de la pathologie : « la douleur ». Combien de causes pro-

ductrices, sur combien d'organes divers, à combien de degrés auront comme résultante de la synergie morbide la douleur !

Ne nous étonnons donc pas de voir surgir les diabètes en tant que prétendues entités morbides autonomes par centaines au moins de variétés. Pas une cause étiologique, pas une essence pathogénique, pas un organe ne lui échappe quand on arrive à parler glycosurie. Nous croyons de plus que c'est grâce à cette théorie de la dualité opposée à l'unicité en matière de glycosurie qu'est née cette conception si différente du pronostic. Pour les uns le diabète est une affection à plus ou moins longue échéance toujours et presque immuablement fatale, alors que pour les autres elle est au contraire d'une curabilité futile. Ce sont les partisans de la dualité qui n'admettent la nature diabétique de la glycosurie que quand son évolution favorable, tributaire d'une thérapeutique efficace par la simple diététique, est longtemps passée et refusent de lutter sérieusement contre la glycosurie à son début pour le motif bien simple, disent-ils, qu'à cette période la glycosurie n'est pas encore diabétique. Ils n'acceptent le diabète qu'à son stade continu et grave comme ils n'accepteraient la tuberculose que quand elle est ouverte, quand ils peuvent à profusion déceler les bacilles de Koch (encore un peu demandent-ils à l'œil nu). Le prédiabète, pas plus que la prétuberculose, n'a pas encore reçu ses patentes de naturalisation dans leur pays médico-pathologique. Leur pessimisme ne nous étonnera donc pas plus que l'optimisme exagéré des unicistes. La glycosurie légère passagère c'est pour eux le diabète qui vient d'éclore, au même titre que la prétuberculose est le prélude bénin de la bacillose avérée. Pour eux le cri de ralliement thérapeutique est la guerre au prédiabète, à la prétuberculose, à l'orthostatisme rénal, en général à l'insuffisance fonctionnelle des organes. C'est le seul programme que pourrait se tracer de nos jours la médecine moderne ou modernisée. Elle devrait unanimement avoir pour devise l'immortel aphorisme : *Mieux vaut prévenir que combattre !* Au moins cette tactique sera féconde en résultats et utilitaire dans l'avenir alors que sera stérile et vaine celle qui mobilise sa thérapeutique seulement au seuil de la tombe. Faut-il attendre que la glycosurie soit grave, continue ; qu'elle soit doublée de polyurie, de polydipsie, de polyphagie, d'azoturie, d'oxalurie, d'acétonurie, d'acidose avant de vouloir reconnaître l'ennemi, avant

d'ouvrir le feu, peu importe sa bannière, peu importe son titre ?
Jamais ! Pas plus que le thérapeute modern-style n'attend les hé-
moptysies, les bronchorrées muco-purulentes, la bacillémie, les fon-
tes organiques, les ulcérations vastes et profondes, les quintes pénibles et atroces, les complications laryngées, rénales, cérébrales pour
dénommer la tuberculose, pour marcher surtout résolument contre
elle par une thérapeutique franche et solide ! Permettez-moi après
cela de vous servir un exemple de glycosurie prétendue non diabétique chez une malade atteinte de Basedow. C'est l'histoire d'une
femme de 28 ans à laquelle notre chirurgien anversois, de renom
mondial, Albin Lambotte, fit il y a quelques années la thyriodectomie
partielle avec un succès opératoire et clinique superbe. Cette femme,
dont l'existence était devenue pour elle-même et les siens une véritable charge, subit par la main chirurgicale une vraie résurrection !
L'examen uroscopique fait à plusieurs reprises avant l'opération ne
décela aucune trace de sucre au polarimètre de Reichert ni à la réaction cupropotastique de Fehling, ni au Nylauder ni au Degrez. Or
dès le surlendemain de l'opération la glycosurie se montra et pendant cinq ou six semaines se maintint sans régime spécial à 30-35 grammes par litre d'urine. (S'est-il agi ici comme cause provocatrice de
traumatisme, de suppression d'une cause désintoxicante, d'inhibition
de l'éther, du chloroforme, de la morphine injectée contre la douleur postopératoire, etc., etc., nous ne nous prononçons pas.) A partir de ce moment un régime convenable fut institué avec une dose de
tolérance réelle d'hydrocarbonés variés de 200 grammes fixée par
tâtonnement diététique et d'un jour au lendemain tout rentra dans
l'ordre.

Un an après cependant, à la suite du décès inopiné de son mari, se
produisit une nouvelle poussée de glycosurie montant à 100 grammes et qui se prolongea cette fois pendant cinq ou six mois avec une
dose de tolérance réelle abaissée à 70 grammes et encore ne tolérant
parmi les substances hydrocarbonées que la pomme de terre et le
riz. Ce cas-ci et plusieurs autres me dictent une ligne de conduite
et une façon de voir un peu, à mon grand regret, en contradiction
avec mon très savant confrère Marcel Labbé quand il avance « qu'il
« ne connaît pas d'observation où l'émotion ait actionné le trouble
« glycorégulateur ». J'ai compulsé dans ma carrière médicale d'assez

nombreux cas où comme dans la présente histoire de malade j'ai vu
à la suite d'émotions la glycosurie se réveiller, se montrer même pour
la première fois, s'aggraver sans pouvoir mettre sur le compte d'écarts
de régime que les malades volontairement ou involontairement me
cachaient. Car sans accorder un crédit illimité à ce que me confient
à ce propos mes diabétiques, je prétends cependant que la plupart
des cas ont été suivis avec un rigorisme et un esprit sévère de contrôle qui en ont fait de véritables sujets d'expériences scientifiques
précisément à cause de l'importance que je rattachais à ce problème
qui me passionnait dans sa solution.

Nous concluons de nos cas, de nos expériences, de nos recherches
cliniques minutieuses, que les émotions influencent l'éclosion, le retour et l'aggravation de la glycosurie, si pas toujours, au moins dans
de multiples cas, surtout chez la femme. Deux ans plus tard le n° 3
de tantôt se remaria ayant toutes les apparences extérieures de la
santé. La glycosurie avait disparu avec une dose de tolérance réelle
a peu près illimitée et indifférente aux hydrocarbonés. Il survint une
première grossesse qui évolua de la façon la plus normale, nous sem-
blait-il. Elle accoucha à terme de la façon la plus naturelle et la plus
facile sans que rien ne fît songer à un retour offensif de la glycosurie défunte. Survint un abcès rétro-mammaire à allure phlegmo-
neuse au milieu de l'allaitement et alors à la première hyperthermie
une glycosurie et non de la lactosurie de 60 grammes de sucre par
litre se déclara. L'abcès tari, le sevrage établi, tout rentra de nouveau
dans le domaine de l'oubli mais avec toutefois une dose de tolérance réelle hydrocarbonée dans son régime fortement abaissé. Sa
diététique dut être à partir de ce jour rigoureusement observée car
à la moindre incartade de cette dose surpassée la glycosurie repa-
raît continue. Il y a même plus, avec le respect le plus scrupuleux de
cette dose de tolérance réelle nous voyons la glycosurie reparaître
régulièrement à la période prémenstruelle pendant deux à trois jours
pour céder à l'arrivée franche du flux menstruel. A cette période
génitale de la femme, la suppression *totale* des substances hydrocarbonées de son alimentation ne suffit même plus à éteindre cette glycosurie transitoire.

Plus grave encore si à cette période un *excès* alimentaire carné ou
un régime hypertoxique : gibier, viandes saignantes, faisandées, char-

cuteries ou alcool remplace le régime habituel : immédiatement la glycosurie se montre plus intense qu'avec sa dose de tolérance hydrocarbonée réelle tronquée. Cette glycosurie toxialimentaire l'escorte du reste d'une grande lassitude, de phénomènes nerveux graves, de légère albuminurie et d'une élévation énorme de son coefficient urotoxique.

Ici s'arrête momentanément l'histoire de notre intéressante malade. Nous continuerons certes à l'observer dans l'avenir et nous aurons bien un jour l'occasion de vous tenir au courant de la glycosurie ultérieure, de sa marche. Mais sans vouloir néanmoins trop escompter l'avenir de ce cas, nous avons cependant l'intime conviction que cette malade simple glycosurique intermittente légère, plus tenace, plus grave dans la suite, menaçant la dénutrition à certains moments de sa vie génitale, sera pour l'avenir un diabète grave avec dénutrition même autophagie ! alors qu'au début on regardait sa glycosurie comme non diabétique. Cette malheureuse était du reste une syphilitique.

Mais, nous dira-t on au camp des dualistes, dans le diabète il n'y a pas seulement la glycosurie dont il faille tenir compte pour étayer le diagnostic, il y a encore les autres symptômes que la clinique nous impose comme élément de personnification morbide. En apparence rien ne semble plus fondé que cette argumentation de circonstance. Mais si nous pénétrons un peu plus au cœur de cette symptomatologie, si nous pesons un peu plus près sa valeur abstraite, nous arriverons peut-être à réduire de beaucoup la plus-value de son importance séméiologiqne. Les unicistes aussi, peut-être mieux que les dualistes, peuvent admettre, expliquer, interpréter à leurs vues les polydipsies, les polyuries, les polyphagies, les azoturies, les nervosismes, les oculo-bucco-cutanées lésions, les suppurations faciles et tant d'autres conséquences ou acolytes du syndrome glycosurie, tous conséquences morbides du pathogénisme initial commun et non des symptômes.

Nous sommes loin d'accepter les conditions *sine qua non* de la religion dualiste quand elle nous impose comme dogmes diabétiques cette infime variante d'articles pathologiques ou comme des importances inhérentes à la nature même du diabète autonome. Ici encore depuis longtemps nous partagions la manière de voir de Marcel

Labbé au sujet de la valeur diagnostique de la glycosurie pure et simple. Reproduire ici les lignes du *Journal médical français* du 15 juillet 1910, c'est exprimer dans toute sa rigueur notre opinion, à nous basée sur les faits d'observation de quelques années de clinique avec cette différence seulement que Marcel Labbé expose sa manière de voir avec cette maîtrise, cette brutale sincérité, cette droiture de penser en médecine qui caractérise cette sommité de la Jeune garde de la médecine française ! En voici un spécimen : « *Un seul* symptôme « donnera toute cette scène variée de signes cliniques **la glycosu-** « **rie** ; tous les autres peuvent se rencontrer et se rencontrent très « souvent secondairement ou consécutivement au trouble glycoré- « gulateur qu'on nomme diabète. L'hyperglycémie et l'hyperglycis- « tie dominent l'évolution symptomatique du diabète sucré.

La polydipsie et la polyurie apparaissent ensuite quand la satu- « ration des humeurs par le sucre nécessite une dilution par l'eau « de boisson et se traduit par la sensation de soif. La polyurie n'est « donc point, comme on l'écrit ordinairement, antérieure à la poly- « dipsie ; c'est au contraire la polydipsie qui précède » (c'est aussi ce que nous avons *toujours* observé) « et à condition qu'elle soit sa- « tisfaite par des boissons abondantes, la polyurie lui succède » (tant que le filtre rénal est suffisant car dans les cas où la complication rénale d'insuffisance accompagne on observe souvent le contraire).

« La polyphagie est plutôt en rapport avec le degré de tolérance « qu'avec l'hyperglycémie ; elle est due à ce que les hydrates de « carbone n'étant pas brûlés dans l'organisme le diabétique est « obligé de prendre un supplément d'albumine et de graisses pour « parfaire sa ration énergétique ; elle est d'autant plus intense que « la tolérance du diabétique est plus abaissée » (ici encore nous avons relevé dans tous nos cas que plus la dose de tolérance réelle était minime, plus la polyphagie que nous dirons compensatrice était grande).

« La polyphagie est en outre la conséquence des habitudes ali- « mentaires du diabétique qui était **antérieurement** déjà un gros « mangeur et continue à l'être.

« Les autres symptômes sont aussi en rapport avec la saturation « des tissus par le glycose ; on le voit apparaître avec l'hyperglycis- « tie ; inversement on les fait disparaître par la cure de l'hypergly-

« cistie. » Et seulement avec elle et à ce propos je vous engage le té-
moignage de trois confrères des plus distingués dans leur réciproque
spécialité (oculistique, dentisterie, maladie de la peau) confir-
mant entièrement ma manière de voir en médecine générale que,
avec le retrait de l'hyperglycistie, cèdent mais uniquement de cette
façon, aussi les accidents oculaires, buccaux et cutanés de diabétiques qui recourent à leur ministère.

« Il n'y a pas d'azoturie chez les diabétiques sans dénutrition et
« ce symptôme ne s'observe que chez les diabétiques de la seconde
« catégorie (avec dénutrition), chez les premiers les échanges azotés
« se font comme à l'état normal. La quantité d'urée éliminée par
« les urines est parfaitement normale. Si on tient compte de la
« quantité d'albumine ingérée capable de lui donner naissance. Au-
« trement dit, il n'y a pas d'hyperazoturie. » (Que les praticiens se
donnent la peine d'établir des bilans urologiques diététiques sérieux
aux diverses périodes de leurs diabétiques et ils seront aussi convaincus que nous et que M. Labbé.)

« Du reste les diabétiques sont en général de gros mangeurs et
« leur régime les pousse à la suralimentation carnée. » (Au moins
le régime qui prédominait jadis toute la diététique du diabète mais
qui dans ses dernières années semble se modifier heureusement car
l'ancien régime semble à lui tout seul être le grand coupable dans
les misères du glycosurique).

« Il est donc naturel qu'ils excrètent une forte quantité d'urée.
« Si l'on compare l'excrétion uréique, comme on le fait habituelle-
« ment, à une soi-disant moyenne d'excrétion normale, on trouve
« bien entendu que les diabétiques sont au-dessus de la normale ;
« mais cette moyenne n'a, ainsi que je l'ai démontré avec Henry
« Labbé, aucune signification. L'excrétion uréique dépend de l'in-
« gestion alimentaire et c'est à elle qu'il faut la comparer. Le rap-
« port azoturique est normal. En résumé la transformation des al-
« bumines en urée se fait chez les diabétiques absolument comme
« chez les sujets sains et si le foie est troublé dans sa fonction gly-
« cogénétique, il ne l'est point dans sa fonction uréopoïétique, exem-
« ple intéressant de dissociation pathologique des fonctions hépa-
« tiques. »

Que la question de l'azoturie dans le diabète avec dénutrition doive être jugée d'une tout autre façon, personne ne songe un instant à le mettre en doute. Quoi d'étonnant qu'à cette étape de comburation, d'autophagie, de destruction foudroyante des albumines et graisses ingérées ou prises sur place il y ait de l'azoturie : c'est l'enfance de l'art ! Du reste voyez même là combien le parallélisme semble parfait entre l'intensité de la destruction albumino-graisseuse, la dénutrition plus ou moins grande, plus ou moins rapide et le métabolisme azoté. Quoi d'étonnant que le rapport azoturique claudique là où la mutilation est grave et générale pour tous les rapports urologiques. Quoi d'étonnant que l'équilibre azoté soit rompu là où l'organisme n'est plus qu'un amas de débris anatomo-pathologiques incapables du moindre rendement.

« La phosphaturie est souvent signalée comme un symptôme du « diabète, elle indiquerait pour Bouchard une désassimilation exa- « gérée des tissus. Je ne l'ai jamais constatée chez les diabétiques « sans dénutrition. » Nous non plus et à ce sujet j'estime pouvoir citer à l'appui de notre thèse la manière de voir d'un de nos illustres maîtres belges en médecine pratique M. le professeur R. Boddaert de Gand. Il me disait un jour dans une consultation auprès d'un diabétique *in extremis* à propos de la terrible phosphaturie de cette épave pathologique : quoi d'étonnant de retrouver chez ce malheureux du phosphore dans ses cendres au moment où tout son organisme achève de brûler sa dernière provision de matériaux. Regardez ses bulletins d'analyses du début de son diabète, quand il était encore sans dénutrition, jamais vous n'y constaterez de la phosphaturie. J'ai soigné des centaines de diabètes, me disait-il, et dans aucun cas avant la période de l'ultimatum dénutritif, je n'ai constaté de la vraie phosphaturie et je n'y crois pas. Ma foi à cette époque, cela date d'il y a quinze ans, était déjà quelque peu ébranlée par les quelques cas observés avec analyses urologiques multiples renouvelées et comparées aux divers stades, mais j'avoue que ce coup de canif, de mon cher et vénéré Maître Boddaert dans mon article dogmatique en phosphaturie diabétique, l'avait entièrement éteinte. Je n'y croyais plus du tout et je n'y crois pas encore à l'heure actuelle : mon athéisme phosphaté diabétique est à son paroxysme !

« Les chlorures m'ont paru chez les diabétiques s'éliminer, dit

« M. Labbé, de la même manière que chez les autres ; la rétention
« chlorurée ne fait point partie du syndrome d'hyperglycémie. Par
« suite les diabétiques gros mangeurs ont en général une forte
« quantité de chlorures dans les urines.

« Les corps acétoniques font en général défaut dans les urines. Le
« diabète est dont caractérisé essentiellement par l'incapacité de brû-
« ler les hydrates de carbone. Seule l'oxydation des hydrates est
« ralentie ou impossible tandis que les autres oxydations se font
« encore d'une manière parfaite. La nutrition n'est point troublée
« dans son ensemble et la conception de Bouchard qui considère le
« diabète comme une maladie par ralentissement de la nutrition,
« n'est point justifiée par l'étude des diverses fonctions nutritives
« chez les diabétiques. »

Nous n'oserions jamais dire que telle est aussi notre opinion car
cela serait un impardonnable crime de lèse-médecine de pousser la
prétention jusqu'à oser mettre en regard de celle des princes de la
science notre manière de voir à nous simples et petits ouvriers dans
le cadre vulgaire des praticiens ordinaires !

Nous disons penaudement que vingt ans d'active pratique médicale nous poussent, surtout à l'heure actuelle de la compulsion clinique, vers l'école des Labbé et nous engagent, jusqu'à preuve du
contraire, à accepter que chez les diabétiques traités par nous (et il
y en a déjà pas mal) nous avons *toujours* remarqué que tout au
moins au stade sans dénutrition la glycosurie seule mérite d'être
notée comme élément essentiel dans le diagnostic et la thérapie du
diabète ; du reste dans combien d'affections hétéroclites ne rencon-
tre-t-on pas cette fameuse symptomatologie, qui accompagne, pour
d'aucuns même qui stigmatise le diabète, et dans lesquelles on ne
rencontre absolument pas de glycosurie !

Je me contenterai de vous citer un exemple entre mille : le pro-
tatisme dans lequel maintes fois on voit fleurir un ensemble de symptômes pouvant faire penser, pour le non-prévenu, au diabète : la
sécheresse de la bouche, la polyurie, la pollakiurie nocturne, les
accidents nerveux et quand il y a rétention grave, du coma ! Mais sans
retrouver une trace de sucre !

Il suffit en effet d'une réduction tout au plus d'une suppression
des substances alimentaires hydrocarbonées pour avoir raison de

la glycosurie. Mais dans la seconde forme, heureusement plus rare, cette réduction, cette suppression même ne suffit plus à la disparition du syndrome diabète ; à ce moment aucune dose de tolérance réelle, aucune combustion ou aucune élaboration de sucre dans l'économie animale. C'est aux dépens des graisses, des albumines ingérées ou même autophagées de ses propres éléments parties constituantes de sa trame personnelle que la glycosurie sera alimentée tantôt modérément, tantôt profusément d'après que la lésion déterminante sera ou superficielle ou profonde, grave ou bénigne mais dans son essence toujours suffisamment sévère pronostiquement parlant. C'est cette forme-là cette phase ultime de la glycosurie qui a fait dire aux apôtres de la religion dualiste que le diabète était sinon toujours, au moins très souvent mortel. Cette exagération était inévitable pour ceux qui suppriment la partie la moins grave du diabète pour ne lui laisser que la partie finale ou fatale. Le contraire devait incomber aux unicistes qui n'envisagent pas, par esprit de contradiction, qui dans ces luttes stupides doit nécessairement prédominer, que la partie bénigne du début du diabète, oubliant dans leur enthousiaste emportement la deuxième période et n'acceptant qu'un optimisme peut-être aussi exagéré.

Dans la majorité des cas il est vrai que leur manière de voir est celle qui rend le mieux la vérité.

Il est certain que quand on parle diabète, c'est en général de celui sans dénutrition que l'on entend parler et quand on parle diagnostic, thérapie et pronostic d'une maladie quelconque, c'est en général, comme médecin tout au moins, au moyen et débutant terme que l'on s'applique. Aussi je ne pense pas que dans la forme grave du diabète avec dénutrition quelqu'un songe encore à se raccrocher à la symptomatologie mesquine de polyurie, polydipsie, polyphagie, azoturie, etc., etc..., alors que la mise en scène pathologique se présente sous un de ces jours sombres et terrifiants d'une véritable faillite organique des plus désastreuses. C'est alors un de ces naufrages dramatiques où les syndromes généraux les plus graves entrent en lice ; ou l'organisme tout entier succombe, s'affale sans défenses dans l'épouvantable fracas d'un effondrement total, d'un cataclysme pathologique où aucun organe n'est respecté ! Que l'on ne vienne pas nous dire qu'il y a des diabètes sans glycosuries, qu'à certains moments de l'évolution diabétique il n'y a plus de sucre dans les urines? Cela est de la dernière évidence mais cela ne prouve en aucune façon que le diabète n'a pas vécu. Il est possible *au moment ultime de son trouble glycorégulateur* que le sucre disparaisse momentanément, que l'apport de celui-ci soit transitoirement suspendu par l'économie épuisée et impuissante à ce travail. Seulement partir de là pour renier le diabète, uniquement parce que la polyurie, la polydipsie n'existent ou ne coexistent pas c'est renier le plus élémentaire des sens cliniques. En effet tous les praticiens ont vécu des cas de ce genre. Que dire du reste de celui qui renierait la tuberculose parce que à certains moments de son évolution on ne retrouve pas le bacille de Koch. Qui renierait la néphrite parce qu'il ne retrouverait pas à un moment donné de la cylindrurie urinaire ou de l'albumine. Pour nous notre observation clinique personnelle, appuyée par celle de nos anciens maîtres tels que des Boddaert et de plusieurs de nos confrères, nous fait conclure à la synonymie parfaite de glycosurie et diabète ! Nous nous refusons à l'accepter comme entité morbide autonome, mais comme un vulgaire syndrome dénotant tout simplement, qu'à cause de la lésion ou du mauvais fonctionnement d'un organe, quelconque ou non, de notre machine humaine si imparfaite, il s'est établi un trouble de la fonction glycorégulatrice, qui sait, même glycoproductrice ou glycogénétique. Trouble qui sera d'après la nature ou l'importance du mal provocateur et de l'organe qu'il atteint, bénin, grave, passager, permanent, superficiel, profond, facilement curable, mortel. Il y a certes dans l'explication de ces phénomènes et épiphénomènes beaucoup d'inconnus encore dont l'avenir pas à pas se chargera de nous dévoiler les secrets. Il y a cinquante ans celui qui eût osé prétendre que le diabète n'était pas une maladie propre eût été médicalement lapidé, traité de fou ; à l'heure actuelle même je suis presque certain que nous bénéficierons de ces flatteuses épithètes de la part de nos pontifes médicaux conservateurs ! Mais qui oserait dire que dans cinquante ans on ne jettera pas à la tête de ceux qui oseront soutenir l'autonomie les mêmes flatteuses appréciations. Laissons à nos cadets, à nos successeurs peut-être le soin de juger qui a droit à l'archaïque reconnaissance des temps et des opinions. Ne nous occupons même pas de modernisme mais demandons à chacun de mettre de côté tout froissement, toute sensiblerie et de transcrire sur le grand livre des cliniques communes aux praticiens, sincèrement et honnêtement les conclusions auxquelles les nombreuses années de glaneries les ont amenés dans l'appréciation de la glycosurie tant comme syndrome d'autres maladies que comme nature intime de sa pathogénie générale. Ce que nous venons de dire au sujet du diabète en lui-même nous pourrions même l'étendre aux complications de ce mal dont la plupart sont des vulgaires conséquences d'un état, d'une manière d'être pathologique née du diabète ou ses simples acolytes que l'on rencontre dans cette maladie comme dans d'autres ou qui en découlent par une transformation du terrain, par un acquiescement de réceptivité. Ainsi l'acétonémie que Schwarz a décelée dans l'urine d'un sujet sain (après la suppression dans le bilan nutritif des substances hydrocarbonées nous l'avons décelée dans 7 cas sur 10 observés par nous) on en retrouve beaucoup dans l'urine des inanitiés, du fébricitant, des intoxiqués par des substances essentiellement acétonigènes tels que le chloroforme et l'éther.

Mais c'est surtout chez le diabétique qu'on le rencontre et que nous l'avons rencontré quand ce régime sans substances hydrocarbonées a été sévèrement et *longuement* suivi avec une dose de tolérance réelle *minime ou nulle*. Et à ce sujet nous convenons avec Maignon et L. Morand que chez tous nous avons rencontré concomitamment avec eux une hyperacidité urinaire énorme et aussi constaté leur diminution, même leur disparution sous l'action bienfaisante du bicarbonate de soude à dose proportionnelle. Or si maintenant comme dans le diabète grave l'organisme a sa fonction glycorégulatrice tellement et si profondément troublée qu'il est arrivé à l'impuissance complète d'utiliser convenablement ses hydrocarbonés, nous rentrons dans la première catégorie de la suppression totale de ces éléments de diététique avec les mêmes conséquences. Si enfin vous ajoutez à cela l'impossibilité à laquelle est arrivée l'économie à cause de sa déchéance vitale, de maintenir son pouvoir de défense, d'acétono-destruction nécessaire pour l'équilibre autoantitoxique ordinaire, vous aurez rendu un compte à peu près exact de l'avènement si fréquent de l'acétonémie dans ce diabète grave où en général l'autointoxication alimentaire ou autophagique arrive à son maximum. Une chose nous a semblé certaine c'est que toujours l'acidose préexiste pendant un temps relativement long avant qu'on voie éclater la symptomatologie si connue de l'acétonémie et que sous l'influence de fortes doses d'alcalins sa brutalité s'amende ou se retarde.

La même chose se produit pour la catégorie des sujets sains, inanitiés, fébricitants, etc., où nous avions rencontré l'acétonémie avec son acidose prémonitoire et confirmé sa thérapie alcaline. Que dire encore de l'hyperammoniémie? Est-elle une défense? Est-elle une résultante de la dyscrasie générale qui stigmatise le diabète avec dénutrition? La réponse à cette double question doit être faite par des compétences autres que la nôtre. Nous la signalons simplement comme observée quelquefois dans les cas particulièrement virulents avec une véritable décharge de chaux avec acidose avancée et surtout dans un cas où une infection grave frappa les voies biliaires. Elle aussi nous l'avons toujours vue s'amender, même disparaître par les alcalins à haute dose en même temps que son acidose diminuait. Ne nous arrêtons pas davantage à la lipémie diabétique, nous n'avons rencontré qu'une seule fois cet aspect laiteux du sang *post-mortem* chez la même malade qui mourut de son infection angiocholique et qui avait exigé qu'après son décès, pour ne pas être enterrée vivante, je lui ouvris ses artères. Notre malade quelques jours avant sa mort avait eu une épistaxis grave et son sang à ce moment ne semblait nullement présenter la coloration chocolat au lait que notre examen nécroscopique nous fit dévoiler.

Quant aux complications viscérales du diabète elles sont multiples et variées tant au point de vue purement fonctionnel qu'organique et nous n'hésitons pas à dire qu'aucun organe n'y est au fond épargné.

Prenons le rein : nous savons tous que l'état fonctionnel du rein diabétique est rarement rigoureusement normal. L'autopsie nous a démontré que macroscopiquement parlant le rein normal d'un glycosurique est une rareté. Microscopiquement ou histologiquement parlant nous savons tous combien la lésion d'Armanni-Ehrlich est devenue légendaire. Mais ici encore c'est l'anhydrisation du sucre urinaire qui semble le seul coupable par son action purement mécanique au passage dans les anses de Heule. La clinique vient encore nous prouver que le rein est souvent claudiquant dans la glycosurie.

Que de fois rencontrons-nous l'albuminurie et la cylindrurie urinaire chez eux. Kulz nous dit dans « Klinische Erfahrungen » que sur 680 diabétiques 540 aváient à chaque examen de l'albuminurie.

Nous l'avons rencontrée dans 68 °/₀ de nos glycosuries à la période ou en thérapie diabétique le régime carné exagéré et l'alcool sous forme de vin brillaient avec tant d'éclat.Depuis quelques années où nous avons abandonné cette exagération pour ne pas dire cet usage nous avons vu baisser ce pourcentage de 11 °/₀. Chez un grand nombre, au moins la moitié de nos malades, nous pouvons assurer qu'avant l'évolution de leur glycosurie aucune néphrite (ni albuminurie,ni cylindrurie) préexistait.Qu'elle fut certes chez beaucoup d'entre eux où elle n'existait pas ou très peu pendant le régime à grande tolérance réelle hydrocarbonée, consécutive à leur régime hypertoxique alimentaire de la seconde période, renforcé d'un certain degré d'éthylisme thérapeutique. Nous dirons même plus, nous sommes plutôt à l'heure actuelle tentés d'admettre cette manière de voir que d'accepter l'acidose comme cause génératrice de l'albuminurie ou cylindrurie pour le bon motif que chez grand nombre d'entre eux cela fut antérieur à l'acidose et aussi pour le grand nombre elle coïncida ou fut peu postérieure à la toxialimentation doublée de par la nature provocatrice du mal initial lui-même, dont la glycosurie n'est au fond qu'un syndrome, d'une minorité de défense et de désintoxication.

Ce qui au fond reviendrait presque à nous faire dire avec plus de raison peut-être que la néphrite elle-même est un syndrome, une étape de la maladie lésante primitive au même titre que le trouble glycorégulateur.

Enfin chez beaucoup d'entre eux un retour vers le régime lacto-végétarien avec diminution carnée considérable produit immédiatement une amélioration dans la néphro-claudication alors même que nous avons vu la glycosurie s'élever. Si nous ajoutons à cela que depuis que nos idées au sujet des régimes hypercarnés se sont modifiés et que nous avons en tout ou en partie fait nôtres les notions si belles de Linossier, Chassevant, Guelpa, Gernusetag et tant d'autres sur le régime mixte du diabétique nous rencontrons de moins en moins ces néphro-complications.Chez ceux où la dose de tolérance réelle nous permettait de réduire à son plus stricte minimum l'alimentation toxicarnée avec la suppression totale de l'alcool nous n'avons dans aucun cas rencontré ni albumine ni cylindrurie.

Oserions-nous dire notre conclusion à nous depuis quelques années acquises par les dernières observations cliniques, c'est que la vraie cause n'est pas l'action mécanique sur les anses de Henle du sucre mais plutôt la toxialimentation de la diététique qui renforçant l'action initiale du mal étend ses lésions aux autres organes viscéraux. Le cœur aussi *semble* payer son tribut au diabète. Nous disons à dessein semble ; car de nouveau cela n'est qu'en apparence que la glycosurie frappe le cœur. Nous constatons en effet que ce qui prédomine la scène c'est encore une fois une cause d'hygiène générale qui vient prêter main-forte à la cause provocatrice primitive ne se contentant donc plus de faire claudiquer les organes glycorégulateurs mais aussi le cœur ! Nous retrouvons ici l'insuffisance fonctionnelle et la sclérose que nous avons rencontrées pour le rein et pour les autres viscères.

En un mot les viscéroscléroses sont la règle chez la plupart des glycosuriques et j'estime que nous ne serions guère éloignés de la vérité si nous disions que la glycosurie est un syndrome très fréquent de la sclérose, fût-elle artério, cardio, cérébro ou viscérosclérose. La plupart des maladies qui provoquent les troubles glycorégulateurs les provoquent par sclérose des organes chargés de procéder à cette régularisation.

Combien de fois n'avons-nous pas vu marcher de pair la sclérose et le diabète. Or toujours nous avons aussi vu dans ces cas la sclérose être antérieure à la glycosurie ou mieux la sclérose engendrer la glycosurie.

La sclérose en évoluant sous l'ordre soit de la syphilis soit de la tuberculose soit de la toxialimentation, etc., etc., arrive à un moment donné à léser les éléments nobles ou même la charpente de divers organes chargés entre autres fonctions de la glycorégularisation et nous voyons éclater la glycosurie à ses divers degrés, à ses diverses périodes proportionnelles à la marche lésante, entraînant dans son métabolisme pathologique cette infinité de formes correspondantes aux infinies localisations, les hémiplégies, la gangrène sèche, les lésions anatomiques nerveuses, ramollissement cérébral, modifications des réflexes rotuliens et achilliens, crampes, troubles sensitifs, anidrose, troubles trophiques, mal perforant, altérations onguéales, paralysies, atrophies tubes, paraplégies, narcolepsies, etc, etc., à tort ou à raison considérées comme consécutives ou compliquant le diabète et au fond comme la simple énumération semble déjà le faire soupçonner, probablement des lésions similaires ou adéquates d'une même cause initiale commune dont dépend aussi le diabète.

La même chose pour le coma qui peut être soit cardiaque par défaillance réelle du cœur, toxique par acétonurie, général par épuisement général de l'économie. Tous ces divers phénomènes, même peut-être épiphénomènes, sont du domaine de bien des personnalités, de bien des événements pathologiques !

L'artério et viscéro-sclérose ou stéatose, ces résultantes obligées de la tuberculose, de la syphilis, de la carcinomatose, des maladies tropicales diverses, de l'uricémie, de la toxialimentation, de l'intoxication chimique ou biologique et de tant d'autres encore connues ou inconnues peuvent revendiquer cette mise en scène léthalitique avec ou sans glycosurie. Cette dernière, comme quantité d'autres n'étant au fond que des figurants, des décors, des acolytes d'un même drame essentiel primitif. Disons mieux en médecine-langage : des syndromes d'une même maladie. En somme l'entité morbide qui semble en tout cela jouer un rôle de beaucoup prépondérant c'est la toxialimentation dont l'importance en pathologie humaine s'est acquis dans ces dernières années un rôle énorme dans l'évolution, l'étiologie, le traitement et le pronostic de diverses maladies.

Son envergure déjà si grande en pathogénie s'étendra encore de jour en jour au fur et à mesure que la médecine se contentera de moins en moins du superficiel ; sondera de plus en plus la causalité réelle et non apparente des maladies jusque dans les plus sombres recoins de notre archaïsme médical si entaché hélas d'empirisme et de routine. Que de liens de parenté, que de communautés de symptômes entre cette ancienne entité morbide le diabète décrit jadis par nos aînés et la toxialimentation avec les scléroses variées consécutives. De part et d'autre nous assistons à cette longue, pénible, multiple, fastidieuse énumération de symptômes du début de l'évolution et de la finale. La toxialimentation avec la sclérose, certes d'autres entités morbides aussi parmi lesquelles surtout la syphilis et l'uricémie, mais elle surtout peut suivant que les lésions s'étendent de préférence à l'un ou l'autre organe, système, appareil de la fonction glycorégu-

latrice entraîner le syndrome de la glycosurie. Dès ce moment la
situation morbide se bouleverse. Ce syndrome nouveau tant par son
essence causale primitive que par le régime éminemment toxique qu'entraîne la thérapie va doubler l'intoxication préexistante en y joi-
gnant ce cofacteur effroyable né de la suppression dans la diététique
des substances végétales et l'avènement certain et rapide quoi
qu'on en dise de l'hyperacidité urinaire avant-coureur de la dyscrasie acide avec toutes ses conséquences. C'est ainsi que nous assistons à l'évolution habituelle du soi-disant diabète, passant tour à
tour par les diverses phases plus ou moins interrompues par les ré-
miniscences des dernières défenses de l'économie, secondée par le
régime et le traitement dans le sauvetage dramatique de ses éléments
des griffes accérées de la sclérose, ou bien atteignant sans aucun répit
son but fatal. C'est ce qui nous fait comprendre comment il se
fait que la glycosurie sera tantôt simple, tantôt grave, tantôt continue, tantôt intermittente, tantôt sans aucune dénutrition, tantôt
avec la plus épouvantable dénutrition et même autophagie quand
doublement intoxiquée par les produits pathologiques exogènes initiaux
et les déchets autointoxicants endogènes nous assistons à la défaite
économique complète. Les exemples de ces diverses formes lentes,
chroniques d'un côté, aiguës foudroyantes d'un autre côté sans causes apparentes à première vue mais de causes bien typiques quand
on se donne la peine de les chercher, foisonnent en clinique. Nous
allons par un exemple choisi au hasard de notre livre de clinique
tâcher de faire mieux accepter encore les étroits liens de parenté
qui unissent la toxialimentation, la viscérosclérose obligée et le
diabète.

N° 4. — Un confrère de ma connaissance cardioscléreux (aortisme
nicotinique et toxialimentaire légèrement éthylique) devenu, à la
suite de troubles subjectifs assez peu définis mais inquiétants, un véritable urinophobe, finit à son grand ahurissement à se découvrir 15 à
20 grammes de sucre par vingt-quatre heures dans les urines. Malheureusement pour son moral cette glycosurie était escortée d'épiphénomènes cliniques suspects, légère polydipsie et polyurie, furonculose, etc., etc.

Il y avait en outre dans ses urines déjà depuis quelque temps
avant la glycosurie une légère trace d'albumine (serine et globuline),

une peptonurie assez marquante et une légère cylindrurie granuleuse transitoire. L'analyse ou le contrôle biochimique de la cellule hépatique accusait de même antérieurement du côté de ce viscère une claudication fonctionnelle palpable : glycosurie alimentaire, peptonurie, visciation du coefficient uréologique et urobilinurie. Devant cette multiclaudication viscérale, nous établissons le diagnostic complexe de viscérosclérose toxi et alimentaire où outre des syndromes d'insuffisances viscérales variés nous notons le syndrome glycosurie dû à l'envahissement par les processus de sclérose des organes chargés de la glycorégularisation. Ce diagnostic complexe nécessitait un régime compliqué et il fallait avant tout tenir compte de la cause morbide provocatrice la toxialimentation et l'intoxication concomitante alcool et nicotine. Aussi après la suppression totale de l'alcool et du tabac ; la diététique prescrite fut peu carnée et peu toxique (excluant sévèrement les viandes peu cuites, le gibier, les charcuteries, les conserves, les abats, etc., etc.), avec une dose de tolérance réelle hydrocarbonée extrême redoutant moins la sclérose partielle ou glycosurie que la sclérose générale viscérale. Rapidement nous avons vu s'amender l'albuminurie, la cylindrurie, l'urotoxie, l'urobilinurie, la peptonurie et même la glycosurie. Les fonctions biochimiques et physiologiques des différents organes reviennent vers la normale. En un mot la symptomatologie morbide du prétendu diabète parallèlement à la viscérosclérose s'amenda et au bout de quelques mois de cette existence assagie et hygiénique l'Esculape se crut guéri et à l'abri de toute rechute. Petit à petit aussi le tabagisme, l'éthylisme, la toxialimentation, les écarts de la dose de tolérance réelle réintégrèrent leur pernicieux domicile. Un an après, à la suite d'une dose plus forte que d'habitude de ces drogues malfaisantes, il fut pris d'un embarras gastro-hépatique fébrile, sérieux et un examen urologique annonça une récidive grave de toutes les misères passées. Aussi malgré les admonestations obligatoires, les repentirs plus ou moins sincères, la confiance pour l'avenir me fit défaut en l'homme du métier. Je l'adressai au père Huchard avec le ferme espoir de voir celui-ci mieux réussir que moi dans la lourde tâche de convaincre notre ami et sauver sa santé ébranlée. L'apôtre éminent de la toxialimentation en effet parvint à ouvrir les yeux à notre camarade qui rentra en Belgique timoré mais convaincu que

la santé s'achèterait au prix de ces privations et à ce prix seulement.
Le confrère reprit avec ferveur la route thérapeutique que nous lui
avions tracée au début, guidé par la grande autorité et la clair-
voyance clinique sans égale du « maître du cœur ». Cette fois il
resta dans la bonne voie avec seulement de temps en temps un faux
pas à l'occasion d'un écart même léger de régime. Augmentait-il sa
ration carnée au delà de la limite habituelle ; se permettait-il une
rasée d'alcool quelconque, vin, bière, liqueur ; tolérait-il une sub-
stance toxique dans les viandes de son menu, immédiatement les syndromes de la viscérosclérose et glycosurique montraient le bout
de l'oreille. Ce malade était pour moi un réel régal d'étude médico-
pathologique. Ainsi l'augmentation de la pression artérielle quasi
normale au régime régulier (ceci semble en contradiction flagrante
avec ce que nous observons chez le diabétique) était pour moi l'in-
dice d'un relâchement dans l'observance sévère de son *modus vivendi*,
de l'avènement de la glycosurie en cas d'écart plus grand de l'abais-
sement du taux de tolérance réelle, en cas de péché mortel contre
sa diététique l'apparition de tous les syndromes de la viscérosclérose
albuminurie, etc., etc. Mais quand le malade ne dépassait pas de
beaucoup sa dose de tolérance hydrocarbonée sans augmentation de
la toxialimentation carnée ou alcoolique, il n'éprouvait aucun
malaise, on ne décelait aucune réaction de la viscérosclérose pas
même de la recrudescence glycosurique. Nous avions donc eu raison
d'attacher une importance beaucoup plus grande à la sclérose viscérale générale qu'à son diabète syndrome particulier scléreux. C'était
pour nous encore une fois un toxialimentaire et un intoxiqué chez
lequel l'évolution pathogénique de la dégénérescence scléreuse
frappe tantôt le rein, tantôt le foie, tantôt le cœur, tantôt le système
glycorégulérateur donnant ainsi lieu d'après chaque cause d'irrita-
tion toxique ou alimentaire spécifique qui entame plutôt tel organe
que tel autre, soit à l'albuminurie, soit à l'urobinurie, soit à l'aortisme, soit à la glycosurie. Que l'on nous pardonne de synthétiser
ainsi la médecine, que l'on excuse notre manière de voir purement
basée sur la pratique au sujet du diabète que nous rabaissons aussi
au vulgaire degré de syndrome. Cette tendance n'est du reste pas
exclusive au diabète, car nous avons vu dans ces derniers temps
d'autres entités morbides suivre par synthèse cette même dégringo-

lade en pathogénie. Pour n'en citer qu'une, le chétivisme ou le na-
nisme, n'ont-elles pas trouvé aussi leur cause étiologique, leur généalogie dans un grand nombre de générateurs pathologiques variés et
devenir syndrome simple de la tuberculose, de la syphilis, de l'alcoolisme, du saturnisme et particulièrement, s'il faut en croire H. de
Brun de Beyrouth, du paludisme.

Il serait donc aussi syndrome d'une infection ou d'une intoxication
variée initiale qui elle entraîne par un mécanisme pathogénique dis-
semblable tantôt glandulaire tantôt angioplasique, tantôt peut-être
scléreux, le même résultat variable dans la forme mais fixe dans sa
finale de chétivisme. D'après que la maladie lésante : tuberculose, cancer, syphilis, alcoolisme, saturnisme, lèpre, paludisme, etc., frappera
d'une façon donnée tel organe, tel système, nous retrouverons cet
arrêt de développement des tissus, des organes.

Nous aurons ainsi des nains rachitiques, des nains myxœdéma-
teux, des nains achondroplasiques et autres nains complexes peut-
être pas aussi variés à l'heure actuelle que les formes glycosuriques
mais qui peut-être d'ici quelques années seront aussi riches en flore
pathogénique que ne l'est actuellement le diabète.

Dans ce même ordre d'idées en tolérant des manières de voir un
peu élastiques pour le moment peut-être mais dont l'avenir nous
réserve qui sait la confirmation, nous citerons le crétinisme. Syndrome du rachitisme, dont l'insuffisance thyroïdienne et le myxœdème
endémique ne semblent guère être que les acolytes plus ou moins
sérieusement attitrés, nous avons bien dû admettre une pathogénie
un peu plus matérielle depuis sa disparition à peu près totale devant
les progrès de l'hygiène.

Il a suffi de relever les lois de l'habitat, les lois de l'hygiène publique et privée pour ne plus retrouver à Allevard et autres centres des
Alpes dauphinoises qu'un rarissime spécimen de ces crétins qui
malheureusement jadis faisaient sa triste réputation !

Ce crétinisme qui jadis pour tous était une maladie propre née
de la consanguinité, de l'ancestralité ; plus tard de la syphilis ou de la
tuberculose a perdu aussi sa préséance ! On a prouvé depuis que la
notion de consanguinité était souvent prise en défaut en l'étudiant
dans les centres endémiques sur le vif. On a prouvé que la familialité aussi était peu fidèle, on avoue que le crétinisme très fréquent

dans ces centres était en très grand contraste avec la rareté locale de la syphilis et de la tuberculose. On a dû se rendre à l'absence d'alcoolisme dans ces pays et ses tares héréditaires subséquentes ne pouvaient plus être invoquées dans cette pathogénie du crétinisme. Du reste ce problème à première vue si ardu devait résumer sa solution simpliste dans cette simple constatation faite à Allevard comme ailleurs de « maisons à crétins » et non de « familles à crétins ». Dès lors le remède semblait côtoyer le mal : détruisons ces maisons, re-bâtissons-les, sans les causes génératrices du rachitisme avec son syndrome crétinique (humidité, obscurité, fétidité de l'air raréfié et souillé par les émanations de matières fécales humaines et anima-les, etc., etc.), et voyons l'avenir que cette hygiène rectifiée ménage au crétinisme ? Eh bien la résultante a été plus de maisons à crétins, plus de familles suspectées de crétinisme, plus de crétins à Allevard ! mais aussi plus ou peu de rachitisme !

Cette façon d'envisager le diabète comme un vulgaire syndrome d'une maladie générale primitive doit nous donner au sujet de la fameuse hérédité et de contagion des idées conséquentes faciles à concevoir.

Il est évident qu'il pourra être héréditaire, il est certain qu'il pourra être de contagion pour autant que sa maladie génératrice entre dans la catégorie des maladies admises et reconnues pour être sans con-teste héréditaires ou contagieuses. Dans cet ordre d'idées nous pla-çons en première ligne la syphilis.

Nous n'hésitons pas à admettre, notre observation clinique de quelques cas autorise cette manière de voir, qu'un syphilitique gly-cosurique par spirillose peut transmettre par hérédosyphilis la gly-cosurosyphilis à sa descendance par traumatisme morbide hérédi-taire des mêmes organes chargés chez le générateur et son produit de la fonction glycorégulatrice. Mais nous dénions de la façon la plus formelle que le diabète en tant que diabète personnalité pathologi-que autonome propre, puisse être héréditaire pas plus que conta-gieux.

Notre façon d'envisager le diabète comme un vulgaire syndrome d'une maladie primitive provocatrice nous mène de par ce fait même à l'inanité de la question d'oser envisager un syndrome comme héréditaire, comme contagieux. Rien d'étonnant donc que pour notre façon de voir dans l'immense majorité des cas la glycosurie étant manifestation de sclérose post-toxialimentaire, post-alcoolique, etc., ne soit ni héréditaire, ni contagieuse. Il faut cependant faire des réserves pour la syphilis ou mieux pour la glycosurie post-syphilitique et peut-être post-tuberculeuse.

Nous avons cependant observé beaucoup d'enfants hérédosyphilitiques chez lesquels le processus morbide ne frappa jamais la fonction glycorégulatrice alors que dans maints cas les générateurs vitaux et pathologiques avaient été frappés de cette claudication sucrée. Du reste combien de syphilitiques, de tuberculeux n'évoluent pas jusqu'à la cachexie et la mort leur maladie autonome sans avoir de la glycosurie pour le motif bien naïf que la syphilis et la tuberculose malgré leur évolution générale a cru devoir épargner leurs organes glycorégulateurs.

Quoi d'étonnant donc que chez la descendance soumise à la loi fatale de l'hérédité morbide la même chose ne se produise, la même sélection du processus pathologique puisse se produire. Il est élémentaire que tout syphilitique ou tuberculeux « peut » avoir son appareil glycorégulateur entrepris par la cause lésante mais ne *doit* pas *a priori* l'avoir. Nous connaissons de même bon nombre de diabétiques dont les enfants sont restés parfaitement indemnes de toute glycosurie parce que la cause déterminante qui avait frappé chez les procréeurs les organes qui président à cette fonction, n'était pas transmissible à leur progéniture par hérédité ou que même pour ceux de transmission possible leur action lésante avait épargné cette fonction chez les descendants.

Nous nous contenterons de vous citer les cas cliniques qui nous ont fait accepter en grande partie cette façon un peu schismatique pour beaucoup d'entre nous et avec raison peut-être, de comprendre le dogme du diabète.

Sur 14 femmes diabétiques que nous avons connues arriver à la grossesse (le nombre total des femmes glycosuriques soignées par nous ou connues à l'âge présumé de la conceptibilité est de 62 au total) 9 ont avorté avant le cinquième mois : 6 étaient syphilitiques avérées les 3 autres des cas douteux.

Des 5 restantes des 14 connues par nous :

A. — Trois accouchées d'un enfant viable après sept mois de gestation mais tous extrêmement malingres, d'un développement absolument inférieur à la normale et d'une viabilité posthume douteuse. Deux des mères étaient tuberculeuses, la troisième sans avoir elle-même présenté aucun stigmate de contamination, sans avoir un Wassermann positif avait un mari syphilitique certain. Ces trois enfants ont vécu quelques jours seulement le temps de nous rendre bien compte cependant qu'aucune glycosurie n'existait.

B. — Deux ont accouché à terme : la première d'un enfant mâle parfaitement constitué, de très bon développement, sans aucune trace de glycosurie malgré la glycosurie grave avec dénutrition de la mère qui devait succomber à une infection puerpérale grave, extrêmement virulente, à marche rapidement mortelle que sans aucun doute la grossesse avait favorisée dans sa déchéance foudroyante et dont probablement aussi l'acidose terminale avait préparé le terrain d'inoculation. Cette mère mourut à 36 ans, elle était cardio-scléreuse, rénale, hépatique par alcoolisme et toxialimentation familiale. Toute sa lignée généalogique était une chaîne non interrompue de gros mangeurs, de solides buveurs ! Leur chiffre de famille et leur devise étaient universellement réputés : bonne chère ! bon vin ! Aussi celui qui dans cette parenté n'a pas son diabète, son albuminurie, sa cirrhose, son insuffisance glandulaire grave n'est quasi pas digne de porter le nom illustré par tant de valeureux chevaliers du verre et de la fourchette ! Cet enfant dont à première vue l'avenir pathologique semblait si mal hypothéqué est à l'heure actuelle un solide et superbe gars, plein de santé et de vie sans aucune tare de la trilogie ancestrale que tant de générations ont consacrées à la toxialimentation, à l'alcoolisme et à la surcharge diététique familiales! Il n'en a gardé que le nom, renié peut-être par ces fervents esclaves de la table mais lui en abdiquant cette vie d'excès alimentaires qui dégradent l'homme et le mette au niveau de la brute, il a embrassé une hygiène générale et diététique que tout renégat de la table familiale lui assure pour l'avenir une existence heureuse et parfaite au milieu d'un foyer où la pathologie détrônée par la santé aura été expulsée. Il vit sobrement, au grand air, méprisant l'alcool, les mets relevés toxiques, fidèle à son régime lacto-végétarien mixte et est devenu en compensation méritée un superbe spécimen de cette race florissante de santé, résistant aisément par ses défenses naturelles acquises à toute attaque de la légion parasitologique léthalitique, défiant d'une façon magistrale toute ancestralité morbide et faisant mentir haut et ferme le proverbe de l'hérédité diabétique.

La seconde mit au monde une fille dont à peu de chose près la biographie est stéréotypée sur la première que nous venons de vous exposer. Cette enfant est née d'une mère glycosurique acétonurique grave succombant un an après à une typhobacillose enlevée en vingt jours de maladie. Cette fille âgée à l'heure actuelle de 18 ans est comme dit la chanson « une superbe fille ».

Dès le troisième jour de sa naissance élevée au sein plantureux d'une bonne et saine nourrice mercenaire au centre de nos sapinières campinoises elle fut jusqu'à l'âge de 2 ans gâtée par cette divine fontaine de Jouvence sans faire aucune autre connaissance diététique. A partir de ce moment jusqu'à l'âge de 8 ans elle ne reçut que du lait, des farineux, des légumes en purées, des œufs bien frais, du pain, du beurre de toute fraîcheur et de toute qualité, des fruits, sans aucune alimentation carnée. A l'âge de 9 ans elle partit pour la Suisse confiée à une communauté religieuse de pleine montagne où le régime éducatif et instructif mi-familial mi-pensionnal escorté d'un régime alimentaire, d'une hygiène générale et privée idéale achèverait cette œuvre libératrice que l'atavisme et l'ancestralité morbide perfide de la première heure semblaient si terriblement compromettre. Rentrée l'année dernière elle fait l'admiration de tous.

Ces deux exemples ne suffisent évidemment pas à prouver la non hérédité du diabète mais leur exposé n'est certes pas fait à affermir dans l'esprit de tant de praticiens, dont la carrière clinique a déjà si grandement ébranlé leur foi dans l'hérédité du diabète, le dogme de l'ancestralité glycosurique ! On ne naît pas diabétique *la plupart du temps* mais on le devient. Cela veut-il dire que nous prétendons que jamais on ne se retrouvera devant un cas qui semble et même qui est entaché d'hérédité ? Évidemment non ! Car cela serait être absolument inconséquent avec nous-mêmes pour qui le diabète est un simple syndrome, une simple manifestation du trouble glycorégulateur tributaire d'une entité morbide propre qui elle est susceptible d'être quelquefois héréditaire. Telle est par exemple la syphilis pour ne citer que celle-là, qui chez les générateurs peut entraîner des lésions d'organes, systèmes ayant dans leurs attributions la gly-

corégularisation animale mais peut aussi chez le procréé se réper-
cuter sur les mêmes organes, système par les lésions adéquates et
entraîner chez l'enfant le même trouble fonctionnel de l'économie
nouvelle. Nier cette possibilité serait une aberration.

Nous en avons, croyons-nous du reste, observé un exemple clinique
qui corrobore cette théorie.

Un syphilitique contracta ou mieux manifesta au beau milieu d'un
tertiarisme non soigné ou insuffisamment soigné par indiscipline
révoltante du malade, une glycosurie d'abord transitoire, intermittente, légère, qui passa les diverses étapes du diabète : sans dénutrition avec dénutrition, acétonurie en parallélisme parfait avec son évolution syphilitique. Sa femme devint sur ces pénibles entrefaites
enceinte. Elle n'avait jamais manifesté la moindre lésion même pré-
somptive de syphilis et son Wassermann maintes fois refait fut toujours négatif. Néanmoins soumise de bonne heure au traitement spécifique par des injections sérieuses d'hectine elle accoucha à terme
d'un enfant parfaitement constitué mais chétif, porteur de divers
stigmates d'hérédo-syphilis et chez lequel dès le quatrième mois de
sa naissance nous constatâmes de la glycosurie. Il mourut très pré-
maturément des suites de sa glycosurosyphilis héréditaire.

Pourquoi l'hectine qui appliquée chez le générateur et chez la
génératrice avait notablement amendé, tant qu'il fut docile, la glycosurie du père et avait probablement permis à la mère d'amener à
bon port une grossesse autrement si compromise, pourquoi dis-je ne
parvint-elle pas à entraver l'évolution ancestrale de la syphilis avec
son syndrome la glycosurie chez le fœtus? C'est là un de ces caprices, un de ces secrets de la thérapeutique antisyphilitique dont on
constate journellement les méfaits sans pouvoir les éluder. Nous
avons observé un cas de ce genre encore mais dans un autre domaine
morbide. Il s'agit d'un enfant né d'une mère tuberculeuse qui à la
période avancée d'une bacillose pulmonaire contracta une mobilisa-
tion viscérale, hépatique surtout, pour devenir bientôt après glycosurique. Elle devint enceinte en pleine évolution de sa glycosuro-
tuberculose, accoucha en pleine cachexie d'un enfant à terme,
malingre, atreptique et glycosurique succombant le huitième jour
après sa naissance. Était-il hérédotuberculeux ? Était-il hérédo-
diabétique ? Nous n'oserions pas trancher la question sur un terrain

purement scientifique mais il faut cependant convenir avec moi qu'ayant assisté à l'évolution du mal qui tua la mère et nous mettant sur un terrain purement clinique et pratique c'est en faveur de l'hérédotuberculose avec sa glycosurie que comme praticien nous opterions plutôt.

Nous avons vu la mère tuberculeuse du poumon pendant des années, devenir tuberculeuse du foie et après cela, peut-être grâce à cette dernière localisation, devenue glycosurique par tuberculisation des organes glycorégulateurs. Dès. lors ne vous semble-t-il pas plus rationnel d'admettre chez son enfant cet autre elle-même, cette partie intégrante de son animalité en même temps que la reproduction de ses qualités économiques, aussi ses qualités morbides. La mère a été tour à tour par ordre d'avènement pathologique tuberculeuse pulmonaire, hépatique, glycosurique, le fœtus, l'enfant sera de même tuberculeux et glycosurique.

Le cas suivant ne m'est personnel qu'incidentellement ne l'ayant vu qu'en consultation avec un confrère au déclin de sa carrière morbide. C'est un enfant de 4 ans né de père syphilitique glycosurique et d'une mère syphilitique simple. Le père mourut de paralysie générale à évolution particulièrement rapide porteur en même temps de lésions spécifiques graves du foie et du pancréas compliqué d'une glycosurie grave avec acétonurie et acidose terrible. Ce malade fut successivement atteint de syphilis ordinaire, cérébrale, hépatique, pancréatique et enfin en dernier lieu quelques mois seulement avant de mourir de glycosurie. L'enfant hérédosyphilitique tardif présenta dès la première année des stigmates profonds et graves de son atavique spécificité. Au cours de la troisième année hépatico-pancréatique et à la fin de celle-ci une glycosurie grave d'emblée qui au bout de quelques mois mène l'enfant à la dénutrition profonde, acétonurie, acidose, cachexie, mort vers le milieu de sa quatrième année. La généalogie pathologique semble ici encore particulièrement suggestive : père syphilitique, hépatique, pancréatique, glycosurique, enfant hérédosyphilitique, hépatique, pancréatique, glycosurique. Il ne doit guère vous surprendre que nous y voyions une preuve plus ou moins nette en faveur de notre opinion en restant sur le terrain pur de l'hérédité. Mais ce n'est pas seulement un syndrome parce que l'hérédité semble plaider cette cause, c'est encore la clinique qui nous prouve que la glycosurie est un syndrome purement et simplement provoqué par une maladie primitive. Certains cas observés par nous sont flagrants : celui que nous allons en première ligne vous communiquer est celui d'une jeune fille de 30 ans où nous avions « témérairement pour nous » porté le diagnostic peu banal de tuberculose primitive du pancréas ! Voici les données vagues qui stigmatisaient cette affection : tumeur épigastrique, subictère chronique, *glycosurie* (5 à 6 semaines *après le début du mal*), différents phénomènes douloureux à caractères paroxystiques à l'épigastre à gauche surtout, irradiations vers les membres inférieurs et les lombes, exagérées par la pression, les mouvements ; la position au lit en chien de fusil ; légère mélanodermie. Avec cela différents phénomènes digestifs moins pathognomoniques cependant : dégoût des viandes, surtout des **graisses**, régurgitation glaireuse, diarrhée stéorrhée en somme tout ce qu'il faut pour diagnostiquer une pancréatite. Or si nous joignons à cela une réaction Arloing Courmont très positive, une interdermoréaction à épreuve nettement affirmative nous pourrions presque aventurer la mise en avant d'une pancréatite tuberculeuse. Aucun autre organe de l'économie n'ayant été trouvé atteint ou suspect même de lésions ni même de claudication fonctionnelle après un examen sérieux fait et refait par nous et par un de nos amis professeur d'Université, nous avons effrontément porté le beau diagnostic de pancréatite tuberculeuse primitive. Ce cas rare pour un vulgaire et obscur praticien de ville de province ne l'est plus guère cependant pour l'histoire de la médecine. Nous n'ignorons plus à l'heure actuelle combien sont multiples et variées des modalités anatomiques que le bacille de Koch est susceptible de déterminer dans les divers parenchymes de notre machine humaine. Nous acceptons depuis longtemps cette variation des lésions spécifiques comme tubercule mais nous n'oserions plus mettre en doute des lésions inflammatoires banales telles que scléroses, dégénérescences, réactions parenchymateuses, etc., etc., qui sont aussi à l'occasion ses œuvres pathologiques. Qui donc oserait aujourd'hui prétendre que ce bacille, eu égard à la variété de ses lésions et de la multitude de ses organes lésés ou lésionnables, n'est pas capable de troubler aussi la fonction glycorégulatrice ? Et si cela est, en frappant le pancréas par exemple d'une certaine façon, d'une certaine intensité ou de toute autre modalité pathogénique ne pourrons-nous *a fortiori* voir évoluer en regard de la symptomatologie bacillaire commune un syndrome tel que la glycosurie tuberculeuse. La tuberculose du pancréas en tant que lésion primitive n'est pas fréquente, dit-on? Mais cela n'est cependant pas une grande rareté quand nous jetons un rapide coup d'œil sur sa bibliographie. Voyez les cas cités par Harles, Bonnet, Lieutaud, Morgagni, Varnier, Glatigny, Mondière, Nass, Bouilland, Métivier, Ancetel, Arnozan, Aran, Barlow qui le premier parle de diabète consécutif concomitant, Morache, Saudras, Krudrewetski (celui-ci aussi dans un mémoire important sur la tuberculose du pancréas exprime l'idée bien nette que la rareté de cette affection est beaucoup plus apparente que réelle et due tout simplement à ce fait qu'à l'autopsie l'examen systématique du pancréas est trop négligé), Vallier qui tous forment le bilan en quelque sorte de la première période antérieure à 1897. Postérieurement à cette période l'histoire des lésions pancréatiques marque une étape avec les travaux de Klippel et Carnot, de Lefos et Loheae, de Gilbert et Weil; de Klippel et Chabrol et nous prouve, à l'évidence, que les cas de tuberculose pancréatique ne demandent pour prendre rang dans le cadre de la pathologie qu'un peu d'attention et un peu plus de sagacité ou un peu moins de routine de la part des praticiens. Il est certain qu'il faut encore attendre des travaux sérieux dans cette voie pour étayer une séméiologie précise de la tuberculose pancréatique primitive comme description d'ensemble. Mais remarquons cependant que la grande majorité de ceux qui se sont occupés le plus sérieusement de la question signalent la glycosurie comme un des symptômes constants à un moment donné et aussi admettent comme hypothèse pathogénique la plus probante la sclérose du pancréas causée par la tuberculose entraînant la glycosurie au même titre que la sclérose ou cirrhose du foie, le cancer, la syphilis, etc. Voyez en effet l'exemple publié par Carnot en 1898 d'un diabète survenant chez un tuberculeux avec priorité évidente de la tuberculose pulmonaire sur la glycosurie et les diverses manifestations du diabète.

Landouzy et son école ont à leur tour insisté sur l'étiologie tuberculeuse de certaines glycosuries.

Du reste qui ignore encore aujourd'hui la fréquence énorme de la glycosurie au cours de la tuberculose, syphilis, cancer, paludisme, etc. Même expérimentalement il suffit souvent de provoquer une sclérose artificielle de la glande pancréatique et d'autres par une injection de bacilles de Koch dans leur parenchyme pour voir survenir de la glycosurie. Enfin dans les cas où l'on voit les lésions tuberculeuses rétrocéder et une guérison qu'elle soit apparente ou vraie survenir on voit concomitamment avec elle la glycosurie et ses acolytes s'éclipser et disparaître.

Ce que nous avons dit ici à l'occasion de la tuberculose du pancréas pourrait se redire au sujet de la tuberculose, syphilis, etc., des autres organes ou système pouvant jouer un rôle quelconque dans la glycoproduction ou régularisation. On pourrait même étendre cette manière de voir au traumatisme et qui sait même aux causes morales. Fort de ces considérations, hypothétiques encore certes mais réalistes peut-être plus vite qu'on ne pense, nous n'aurons aucune peine à accepter la théorie de la nature syndromateuse du diabète et à nous consoler de la négation de son autonomie. Le laboratoire même semble corroborer parfois cette manière de voir : ne voyons-nous pas l'insuffisance hépatique consécutive à la pathologie du foie se manifester par une glycosurie transitoire sous l'influence de l'expérimentation diagnostique de l'alimentation sucrée. Que de fois n'avons-nous pas eu recours dans nos diagnostics différentiels obscurs des cirrhoses latentes ou précoces, des tumeurs, des cancers à l'épreuve de la glycosurie alimentaire. Eh bien est-ce là autre chose qu'un trouble glycorégulateur sous la dépendance non pas, qui y songerait un instant, d'une latence de diabète autonome mais d'une affection primitive encore peu évidente qui entraînera la sclérose du foie, annihilant sa fonction en partie ou transitoirement d'élaboration du sucre absorbé ; cette affection autonome primitive fût-elle de la tuberculose, du cancer, de la syphilis, de l'autointoxication, de l'intoxication ou autre chose encore.

Ce que nous acceptons comme possibilité pathogénique pour le pancréas et le foie pourquoi le renierions-nous pour les glandes sanguines ?

Là encore plus peut-être qu'ailleurs le diabète semble absolument sous la dépendance des troubles morbides des organes, quand nous arrivons aux maladies des glandes vasculaires sanguines. Aussi dans l'acromégalie de la glande pituitaire, c'est en général des années *après* le début du mal que l'on voit survenir la glycosurie tel l'exemple si bien décrit par Marinesco où elle éclata trois ans après le début du mal. Chez la malade de Ravaut c'est seulement six mois avant la mort que l'on voit brusquement survenir de la glycosurie. Chez le géant d'Achard et Lœper dix ans après le début, chez ceux de Lépine, Mesnil, Grevet et Taum, Chadbourne l'acromégalie était chez tous bien antérieure à la glycosurie. Ceci prouve encore combien dans cette maladie le soi-disant diabète est un simple syndrome comme dans les lésions du pancréas et du foie. Du reste il est fréquent d'observer concomitamment avec les lésions de la pituitaire des lésions du pancréas de même que dans les cirrhoses du foie on observe des lésions de cirrhose pancréatique et même de cirrhose thyroïdienne. Ceci n'est pas fait pour nous surprendre. Si nous songeons un instant que le mal provocateur initial quelle que soit cette entité morbide peut étendre ses lésions à un ou plusieurs organes différents simultanément ou consécutivement.

Le Basedow thyroïdien est aussi en général antérieur à la glycosurie qui finit souvent par l'escorter.

De même dans le système chromaffine la relation de causalité probable entre une hyperépinéphrine et la glycosurie avec antériorité presque certaine des lésions de la capsule ou du système chromaffine semble actuellement difficile à mettre en doute.

Nous allons maintenant vous dire un mot des causes provocatrices morbides que nous envisageons comme les sources, les origines de notre syndrome glycosurique. Nous nous bornerons à une simple énumération de ces autonomies pathologiques quitte à nous appesantir spécialement sur certaines d'entre elles dans l'énumération postérieure des cas particulièrement intéressant observés et vécus dans notre pratique. Dans l'ordre suivi par nous nous prendrons la numération d'après la fréquence présumée basée sur les cas rencontrés dans notre clientèle. Ainsi nous prenons en tête de liste *la toxialimentation* ensuite la syphilis, puis la tuberculose, l'uricémie, les intoxications, les causes nerveuses, le cancer, l'impaludisme et le traumatisme.

La toxialimentation ou autointoxication comporte les aliments toxiques, les aliments impropres et la surcharge alimentaire en calories.

Les intoxications comprennent d'abord et avant tout l'alcool puis une série très variée de divers poisons de l'économie : plomb, arsenic, acide chromique, cantharides, oxyde de carbone, adrénaline, cyanures, chloral, chloroforme, éther, strychnine, atropine, phosphore, morphine et d'autres peut-être encore qui tous peuvent entraîner par leur action nécrosante de l'économie le syndrome non pas initial mais secondaire de la glycosurie. Nous croyons au moins jusqu'à preuve contraire pouvoir faire entrer dans cette catégorie les glycosuries plus ou moins transitoires plus ou moins graves que nous avons observées à la suite des applications thérapeutiques ou autres des rayons X et du radium ou des substances radioactives.

Les causes nerveuses comprennent à tort ou à raison pour nous : les lésions du mésocéphale des hémisphères, de la moelle ; les excitations des nerfs sensitifs ; le traumatisme des membres, les émotions, l'aliénation mentale, la rage, le tétanos et de multiples autres encore peut-être des plus importantes qui nous échappent.

Partout la glycosurie sera syndrome secondaire postérieur à la véritable lésion primitive. Si encore comme dans les autres l'on voit éclore sous l'égide malfaisante de la cause provocatrice ce travail néfaste tantôt la sclérose, tantôt la stéatose, tantôt un autre métabolisme pathologique qui envahissent progressivement, lentement ou brusquement la trame de ces organes qui à l'état normal jouent un rôle quelconque dans la mise en activité de la fonction glycorégulatrice qui par ce traumatisme morbide voit sa fonction bâtardée et ainsi ce trouble de sa régularisation entraîner la glycosurie secondaire. Si nous jetons maintenant un regard rétrospectif sur ces diverses causes provocatrices, nous ne serons pas étonnés de constater la plus grande fréquence du syndrome diabétique chez l'homme que chez la femme comme notre clinique aussi nous l'apprend ; qu'on le rencontre plus souvent à l'âge mûr ; qu'il est surtout l'apanage du riche et du sédentaire ; qu'il est le compagnon inséparable du gourmet, de l'alcoolique, du vieux marcheur, du snob ; qu'il est plus fréquent chez l'obèse et l'uricémique ces acolytes fidèles de la suralimentation, de l'antihygiène diététique et de la toxialimentation. Tout cela se retrouve bien expliqué par l'inspection attentive des causes provocatrices. Il ne vous sera du reste pas difficile de vous orienter sur le terrain de l'examen des cas cliniques principaux que nous allons faire passer devant vous comme argumentation de notre manière de voir.

Le premier cas que nous allons vous présenter est un de la série hérédotuberculose. C'est un enfant né d'une mère morte d'une affection grave du pancréas au cours d'une tuberculose pulmonaire primitive. La mère à la suite d'une grippe contractée l'hiver 1890-1891 de sinistre mémoire, vit évoluer chez elle une bacillose chronique pulmonaire dont au bout de trois ans de traitement avec hivernage à la Riviera française elle **semblait** remise. En 1896 à la suite d'une série longue et pénible d'épouvantables misères morales elle se remit à maigrir, à tousser et en quelques mois la latence bacillaire réveillée avait repris en plein l'offensive. Nous envoyons notre malade au sanatorium de Ventnor où elle reste quelques jours à peine préférant la cure libre dans cet admirable éden anglais. C'est là qu'au bout de quelques semaines le médecin traitant constata à la première analyse des urines de la glycosurie au polarimètre. De nombreuses analyses d'urines faites chez elle par nous-même ne nous avaient jamais rien fait déceler. L'examen coprologique fit découvrir de même de la claudication pancréatique. La cure climatérique marine produisit néanmoins en peu de temps une véritable résurrection. Les manifestations tuberculeuses régressent à vue d'œil, l'état général et local se relève, la fonction pancréatique se reprend et bientôt aussi sa glycosurie diminue, même disparaît et la malade réintègre son foyer avec l'étiquette de guérison apparente apposée ; mais à achever chez elle. Sa glycosurie est soumise cependant encore toujours à une dose de tolérance réelle assez peu élevée (100 à 200 gr. de substances hydrocarbonées) sa fonction pancréatique ne semble pas à l'abri non plus d'une surcharge même peu marquée de graisses alimentaires. Enfin sa tuberculose est loin d'être éteinte ! Là-dessus survient une malencontreuse grossesse que la famille, pour des motifs d'ordre privé, désire vivement voir évoluer contrairement à notre manière de voir au point de vue santé. Aussi dès le troisième mois de gestation toute la symptomatologie sévère de son mal éclate au grand jour : tuberculose pulmonaire et viscérale, pancréatite, glycosurie escortent à grand fracas cette grossesse au terme de laquelle la famille recueille quelques jours avant le décès de la pauvre victime maternelle un enfant à viabilité extrêmement limitée qui rejoignit sa pauvre mère dans la tombe, succombant à l'âge de 3 ans à une méningite tuberculeuse. Dès son arrivée dans le monde, malgré un excès de soins et de précautions de toute espèce, malgré tous les raffinements de la spécialité médicale mondiale au bout de quelques mois on vit éclater, petit à petit s'aggraver une tuberbulose mésentérique, puis bientôt de la pancréatite encore plus louche, enfin six mois environ avant la mort de la glycosurie. Comme la mère succomba l'enfant devait succomber.

Les deux cas qui vont suivre appartiennent à cette classe beaucoup plus étendue de faux héréditaires où l'ancestralité est apparente seulement dans la cause pathogénique de leur diabète. Nés tous deux absolument indemnes de toute manifestation diabétique ils le sont devenus à un âge pauvre en années mais riche et avancé en excès. L'un en effet était glycosurique à 17 ans, l'autre à 19 : non pas par tempérament héréditaire morbide mais par processus pathologiques acquis faciles à comprendre et à saisir sur le vif si nous tenons compte des habitudes de suralimentation, de mauvaise hygiène, d'autointoxication, d'alcoolisme familial avec ses multiples conséquences et ses diverses modalités morbides. En un mot résultat naturel d'une diététique viciée et non plus d'une transmission héréditaire. Certes comme tout praticien un peu usé à la clientèle nous nous sommes heurté plutôt fréquemment à des familles où le diabète est à première vue de la tare héréditaire et si nous ne craignions d'être taxé de crudité, nous dirions la marque de fabrique ou bien pour être plus chic le cachet de parenté morbide. Nous avons dans nos cartons d'observations l'arbre généalogique pathologique d'une famille où depuis de très nombreuses générations et des plus reculées la glycosurie a tué tout le monde ou à peu près et où les survivants actuellement portent presque avec fierté les stigmates indélébiles de l'affection qui caractérise leur ancestralité léthalitique. Ils se trouveraient en quelque sorte disqualifiés de leurs attributs familiaux s'ils n'avaient pas une grande ou petite fabrique de sucre rivée à leur économie animale. Mais cent fois plus aussi ils s'estimeraient déshonorés s'ils manquaient aux plus chères de leurs traditions, aux plus vénérables de leurs habitudes gastronomiques en ne mangeant pas à chaque repas trois ou quatre plats de viande relevée par des cordons bleus meurtriers au moyen des aliments les plus toxiques, des plus perfides faisanderies, des plus pernicieux épices .et condiments. S'ils ne finissaient ces agapes homicides par les plats les plus recherchés, les plus raffinés de la suralimentation sucrée que les plus réputés, les plus experts vatels de la confiserie et pâtisserie fin de siècle s'échinent à inventer au service de leur toxialimentation et surcharge calorique ; si enfin ils n'avaient rendu un hommage vénéré et surtout illimité aux divinités de l'Olympe alcoolique : Veuve Cliquot, Haut-Brion, Chambertin Martel et tant d'autres dieux de ce paganisme un peu spécial auxquels depuis des temps immémoriaux cette famille sacrifia avec ferveur sa santé et sa vie. Nous acceptons certes sans contrôle et sans suspicion les statistiques de Seegen et de Bouchard qui ont si bien mis en évidence le diabète familial ; seulement il ne faut pas homologuer une maladie familiale et une maladie héréditaire. S'il est à admettre par l'observation clinique journalière que les fils de diabétiques offrent une plus grande propension à devenir eux-mêmes glycosuriques, c'est que ces enfants peuvent hériter d'un terrain propice à une maladie diabétogène, d'une infériorité de défense, d'un *minoris resistentiæ* à l'envahissement de leur organisme par toutes ces entités pathogéniques qui ont dans leurs syndromes multiples aussi celui de la fonction glycorégulatrice. En résumé s'ils peuvent hériter de cette prédisposition il est au moins aussi probable qu'en règle générale ils héritent aussi des habitudes hygiéniques, diététiques, défectueuses de leurs parents et s'ils finissent par être atteints du même mal que leurs générateurs, c'est probablement moins par hérédité que par acquisition morbide. C'est plus l'éducation hygiénique que le processus pathologique héréditaire qui est le grand facteur étiologique de la promulgation de la glycosurie dans cette famille. Je crois qu'à propos du fameux diabète conjugal nous devons nous ressouvenir de notre actuelle manière de voir. En effet si on observe avec une certaine fréquence la conjugalité de la glycosurie, c'est parce que avec au moins autant de régularité et de sincère fidélité nous voyons les deux conjoints parfois si différents sous les autres phases de leur mentalité, de leur moralité, de leurs existences rivées être si bien d'accord quand il s'agit de s'asseoir à une table surchargée de victuailles toxiques jamais desservies ; buvant le même nectar de la maladie et de la mort dont les flacons toujours vides et toujours pleins ne se tarissent jamais.

Ces ignobles orgies conjugales. Voilà le diabète conjugal. Vous voyez donc que ce qui outre ces mêmes générateurs est en réalité conjugal c'est l'intoxication alimentaire, la surcharge calorique l'alcoolisme tout comme pour l'hérédité.

Ce qui est héréditaire, ce qui est conjugal c'est la bâtardise de l'hygiène entraînant à la suite toute cette smala de maladies génératrices de troubles sans nombre parmi lesquels peut certes pour ne pas dire fréquemment se coter la perturbation de la fonction glycorégulatrice. En plus nous pourrions à très juste titre accepter la syphilis, la tuberculose même, ces enfants naturels si profusément nés de ces excès variés, comme des générateurs héréditaires ou conjugaux du diabète.

Nous avons très fréquemment rencontré sur notre chemin de praticien, comme vous le verrez plus loin, le diabète familial et conjugal mais en tant que compère d'abus seulement. Passons en revue les histoires cliniques de diabète compulsées depuis de nombreuses années, nous en rencontrons un nombre considérable rangés sous la dénomination vraie ou fausse de diabète conjugal, de diabète familial : une dizaine. Sur ces dix cas nous n'hésitons pas un instant à avancer que **tous** avaient à leur actif étiologique réel une hygiène diététique et générale détestable expliquant à elle toute seule l'avènement des troubles glycorégulateurs sans devoir avoir recours à une subvention familiale ou conjugale. Leurs excès, leurs toxialimentations, leur alcoolisme étaient conjugaux et familiaux. Puis plus tard souvent leurs parasitismes pathologiques se partageaient en commun, évoluaient en commun ; rien d'étonnant donc que leur finale fût la même que chez tous deux avec une charmante unanimité grâce aux facteurs étiologiques morbides communs les troubles glycorégulateurs qui en découlent soient devenus communs. Chez trois d'entre eux une syphilis commune acquise par l'un d'eux ouvrit le feu et amena à l'instar d'une albuminurie syphilitique une glycosurie syphilitique commune. Chez 5 la même table recherchée, les mêmes régimes hypercarnés, les mêmes vins fins amenèrent chez la femme comme chez l'homme la même autointoxication avec la viscéro-sclérose naturelle élisant domicile sur les mêmes organes chargés de la fonction sucrée, entraînant chez tous les deux le même syndrome diabétique. Chez un autre un mari tuberculeux contamine sa femme ; la tuberculose à marche chronique chez le premier entraîna des lésions viscérales dans le foie et probablement le pancréas surmenés par les excès alimentaires et de ce fait sous bonnes défenses. Vers la fin de son cycle morbide survient de la glycosurie résultat d'une toxialimentation qui entraîne le bacille de Koch à évoluer largement même sur les organes chargés de la glyco-régularisation. La femme eut une fin presque stéréotypée sur celle du mari avec cette différence toutefois que chez elle le pancréas ne parut pas participer à la fête et que les allures un peu plus désordonnées entraînèrent un dénouement un peu plus rapide grâce peut-être à la période critique de sa ménopause. Quoi d'étonnant à tout cela : la manière de vivre avec ses excès de tout genre avait été chez l'un et chez l'autre superposable ; il n'est au fond que juste que les conséquences morbides qu'ils font inévitablement germer ne soient aussi que superposables. Il est assez juste que les mêmes causes engendrent les mêmes effets même sur le terrain de la morbidité.

Le dernier cas enfin nous semble assez obscur dans la généalogie morbide du diabète conjugal : on avait accusé chez tous deux l'arthritisme commun générateur glycosurique. Nous sommes pour notre part assez sceptique dans la valeur intrinsèque à accorder à ce mot : arthritisme ce grand cheval de bataille du vague, ce grand mot vide de sens réel, fait pour trancher bien des difficultés, marque bien des hésitations tant dans le domaine de l'étiologie que dans celui du diagnostic.

Que de fois nous avons assisté à cette mise en avant d'un diagnostic baptisé d'arthritisme pour éviter de pénétrer plus avant au cœur d'une question pathogénique ardue, épineuse ou délicate pour ne pas dire scabreuse pour nous médecins. Que de fois pour cacher quelque plaie, quelque tache, quelque tare d'hygiène, de familialité, d'atavisme morbide ; quelquefois avouons-le honnêtement pour quelque difficulté d'étiologie, de diagnostic, nous avons vu afficher, nous avons permis d'afficher la dénomination d'arthritisme marquant plutôt une vague impression de tempérament, cet autre attribut archaïque, qu'une autonomie franche, qu'un facteur maladie bien personnel.

Alors cependant que si nous scrutions au fond du dédale, si on rectifiait de sang-froid et sans réserve des erreurs ou des oublis

créés de toutes pièces pour la commodité des circonstances nous
serions si aisément la plupart du temps arrivés à cette conception
seule digne de la médecine actuelle qui substitue à l'idée du vague,
de l'archaïque confus, du mal défini, tempérament, familialité, conjugalité, etc., peut-être moins encore du vulgaire terme destiné à
servir de bouclier à notre ignorance, cette notion matérielle, positive, exacte, palpable, tangible par chacun, malades et médecins,
d'un processus pathogénique facile à comprendre, aisé à saisir sur
le fait : la lèse-hygiène. Ne vous semble-t-il pas qu'il y a quelque
honte au siècle de notre modernisme de médecine matérialisée de
dire qu'un malade est atteint d'arthritisme ! Ne pensez-vous pas
être mieux d'accord avec votre esprit médical actuel en laissant
entendre que ce malade chargé de longue date de cette influence
ancestrale, la caractéristique de sa généalogie séculaire qui est la
toxialimentation, la suralimentation, l'alcoolisme, le nicotinisme, la
syphilis, la tuberculose et tant d'autres facteurs sclérogènes ou séato-
gènes passibles par les entraves fonctionnelles innombrables de faire
claudiquer aussi la fonction glycorégulatrice. La médecine de 1912 ne
peut plus se contenter d'un mot vide de sens pour asseoir un diagnostic, pour établir sa pathogénie quand elle a surtout à sa disposition
des matériaux solides pour élever cet édifice inébranlable d'une
médecine vraie à la plus grande satisfaction personnelle du médecin et
au plus grand bénéfice du malade ce qui est quelque chose aussi !

Épluchons toujours la cause positive, soyons non pas des théo-
riciens mais de cyniques réalistes pour nos diagnostics, étiologie
ou pathogénie des maladies confiées au crible de notre pratique médicale. Ce dernier cas de diabète conjugal dont nous avons quelque
peine, mieux quelque scrupule à démêler le vrai motif morbide ne
nous est pas suffisamment connu dans l'intimité de ses mœurs hygiéniques pour conclure nettement. Nous ne les avons vus que deux fois
la mari à la fin de sa carrière léthalitique en plein coma, la femme
quelques semaines aussi avant de rentrer dans la dernière demeure
conjugale ! à l'occasion d'une gangrène diabétique grave. Les renseignements que nous avons pu recueillir sont trop peu positifs pour
qu'ils nous autorisent d'étayer un diagnostic causal mais après tous
les cancans extra-médicaux qui me sont parvenus depuis, je serais
plutôt tenté d'accepter la toxialimentation commune que le vétuste

arthritisme. Nous reviendrons sur l'importance à rattacher à la diagnose plus réaliste dans la cause étiologique de toutes les maladies mais en particulier dans la glycosurie. Pour le moment après avoir donné notre avis clinique sur l'hérédité, la conjugalité, la familialité du diabète nous vous demandons l'autorisation de dire en passant ce que nous pensons pratiquement parlant de la contagiosité de la glycosurie. Cette question d'une importance à l'heure actuelle beaucoup amoindrie semble à peu de chose près résolue. Ils deviennent rares ceux qui l'acceptent et encore moins nombreux ceux qui la défendent sur le terrain pratique même scientifique. Il est presque suranné de vous redire encore que les maladies contagieuses ou transmissibles par voie conceptionnelle telles que la syphilis et la tuberculose peut-être, leur syndrome glycosurique comme les autres peut se transmettre aussi. Ceci est l'enfance de l'art médical et est *a priori* mis hors cadre dans le sujet qui se discute ici et jamais ceux qui ont avancé la contagion du diabète n'ont compris dans leur thèse cette question préalable ! La contagion du diabète est comprise dans le principe de son autonomie et en tant qu'entité morbide propre d'aucuns avancent sa contagiosité. Et c'est cela que nous déclarons très sujet à caution car à notre humble avis ce que l'on a pris pour de la contagion, de la transmission, était un simple consursium de mauvaise hygiène commune, ou bien encore une interprétation à côté de ce qui existait en réalité et on en avait encore trop légèrement ou trop superficiellement glissé sur ce que les apparences seulement nous faisaient prendre pour de la réalité. Au surplus à toutes les observations que nous avons recueillies il paraît logique de conclure que les maladies infectieuses ou contagieuses au même titre peut-être que les maladies diathésiques sont capables de créer de toutes pièces le diabète et cela en provoquant du côté des organes glycorégulateurs des altérations discrètes ordinairement même souvent latentes. La glycosurie ne dépendra pas au fond directement de l'infection ou de la diathèse elle-même mais peut-être des lésions qu'elles ont engendrées dans les organes glycorégulateurs ou leurs enveloppes, lésions qui sont capables d'être génératrices du diabète. Aussi pourra-t-on voir la glycosurie n'apparaître que très tardivement par rapport à l'infection ou la diathèse qui en est en réalité seule responsable. Convient-il ici d'invoquer la théorie des rappels soutenue depuis le congrès international de médecine de Rome 1894 à maintes reprises par Pierret et son école ? théorie d'une portée générale et qui jette un jour si lumineux sur tant de problèmes délicats de la pathologie? Nous n'oserions nous prononcer d'une façon catégorique sur une question dont l'importance et l'épinosité dépassent notre maigre compétence ; mais nous sommes très tentés d'y croire.

Nous choisirons dans nos observations deux exemples de diabète infectieux ou de glycosurie qui sous l'égide d'une infection productrice entraîne par propagation d'un processus pathologique aux organes glycorégulateurs un soi-disant diabète infectieux. Il y a trois ans au cours d'une épidémie de scarlatine à génie épidémique sévère il nous fut donné d'observer un cas particulièrement virulent où outre toute la symptomatologie réellement tragique nous voyons dans le courant de la deuxième semaine éclater l'albuminurie et cylindrurie intense, l'urobilinurie avec ictère grave. Dans le courant de la quatrième semaine de la glycosurie et même de l'acétonurie.

L'évolution plutôt septicémique de cette scarlatine n'épargnant aucun système et de ce fait aucune fonction nous fit en désespoir de cause recourir à la sérothérapie, malgré notre faible confiance dans la reprise des défenses de cet organisme en détresse flagrante. Bien nous en prit car sous l'influence de cette thérapeutique à doses extrêmement élevées ou sous l'influence si vous voulez mieux, d'une heureuse coïncidence pour les sceptiques en médecine, nous vîmes successivement évoluer le retour progressif des diverses fonctions que la septicémie avait bouleversées. Petit à petit nous voyons céder l'albuminurie, l'urobilinurie, la glycosurie, l'ictère sans laisser les traces de leur passage. Nous envisageons le cas communiqué au dernier congrès de l'association internationale de médecine française à Lyon en octobre 1911 par le professeur Courtellemont d'Amiens comme analogue au nôtre. Il s'agit là d'un cas de diabète aigu au cours d'une septicémie. Ici aussi nous assistons **successivement** aux accidents infectieux gastriques d'abord, ataxoadynamiques ensuite, albuminurie, anurie, urémie, glycosurie légère, glycosurie grave, acétonurie, coma, mort : tout cela en cinq jours de temps.

Cette marche foudroyante, la forme clinique progressivement envahissante, nons montrent le caractère particulièrement grave et extravirulent de la septicémie et peut nous faire craindre que pas un organe ne résistera à sa brutale inondation toxinique.

La fonction assimilatrice, la fonction nerveuse, la fonction urinaire, la fonction hépatique, etc., sont balayées par cette bourrasque homicide, quoi d'étonnant que la fonction glycorégulatrice soit entraînée dans ce naufrage pathologique.

La localisation de la septicémie aiguë sur l'estomac, le système nerveux, le foie et tous les viscères en général, même ceux qui ont dans leurs attributions plus directes la fonction sucrée de l'économie ne doit guère nous surprendre si nous voulons être conséquents avec nous-mêmes. Le contraire plutôt devrait nous sembler étrange! Elle nous prouve comme notre cas personnel que le diabète en tant que syndrome sera infectieux pour autant que les causes généralisées (scarlatine, septicémie) soient tributaires de l'infection mais jamais comme autonomie. Nous n'acceptons pas que l'on ait affaire ici à une affection surajoutée en tant qu'entité morbide nouvelle à la première déjà existante, en tant que maladie dyscrasique propre, mais comme un simple syndrome de la scarlatine et de la septicémie au même titre que l'albuminurie, l'urobilinurie. Nous dirions que nous avons eu affaire à une scarlatine avec glycosurie, albuminurie, etc., et à une septicémie avec urémie, glycosurie, etc., etc.

Nous allons encore vous signaler un exemple qui, au point de vue infection, peut présenter un grand intérêt surtout qu'ici le côté thérapie plus que dans le cas de scarlatine où l'action du sérum est encore contestable alors qu'ici cela n'est plus, ou dans tous les cas, moins, intervient pour une grosse part à défendre la théorie du syndrome glycosurique. En effet si le diabète est ou peut être syndrome d'une maladie spécifique telle que la syphilis et que cette maladie primitive est tributaire d'un traitement spécifique qui la guérit, il est certain que son syndrome devra jouir des mêmes faveurs. En d'autres termes si la syphilis dont la glycosurie émane, guérit, son émanation devra bénéficier du même traitement.

Il y a un an environ nous avions à soigner un cas de syphilis grave. Un de ces malheureux cas dont le souvenir reste gravé à jamais dans la mémoire du médecin praticien. En quelques jours par une marche franchement suraiguë notre malade sapé de toute part, traqué dans toutes ses fonctions par la spirillose arrive moribond successivement à l'albuminurie, hépatisme, asystolie par compression due à l'adénopathie trachéobronchique grave, glycosurie et à l'agonie en quelque sorte. Cette allure déconcertante nous fit songer un instant au « 606 » dont notre tympan résonnait encore de la éhontée réclame. Malgré le peu de confiance que cette panacée nouvelle, cette digne émule de la lymphe de Koch d'il y a quelques années dont nous avions en personne assisté à la venue au monde à Berlin au milieu de ce pèlerinage douloureux d'une armée de tuberculeux moribonds, nous nous laissons convaincre par un ami spécialiste qui avait, lui heureux mortel! confiance dans la drogue d'outre-Rhin. D'un autre côté le vif désir de sauver une existence de trente ans si nécessaire encore dans son foyer nous fit passer outre sur la foi dans le remède franckfortien et nous résigna pour exterminer l'ennemi à nous servir d'une arme germanique. L'injection intraveineuse d'une dose massive ne peut cependant obtenir notre consentement et on procéda à une intramusculaire fessière de 30 centigrammes de « 606 » le premier jour. Tout se passa bien : quelques frissons, beaucoup de douleurs, assez bien de raideur un peu de réaction générale ce fut tout, on fit successivement une deuxième, troisième, quatrième, cinquième, sixième injection de la même dose et de la même manière à intervalles assez rapprochés et on obtint une véritable résurrection de ce malade. Il y a quelques semaines on lui a fait une dernière injection cette fois massive et intraveineuse et à l'heure actuelle ce malade se considère comme **entièrement guéri**. Nous, nous considérons le malade comme au moins provisoirement guéri. Toutes les fonctions ont repris leur rythme normal, le rein, le foie, le cœur, les bronches et poumons ont recouvré leur restitution *ad integrum* fonctionnelle et plus de traces de glycosurie, plus de traces même de tendance à la glycosurie alimentaire massive. Cela restera-t-il ainsi ? nous n'en savons rien mais ce que nous savons c'est qu'à l'heure actuelle le « 606 » a produit le miracle épatant d'une guérison fût-elle latente ou transitoire d'une glycosurie syphilitique pour ne citer que celle qui nous intéresse ici. Cette histoire n'a pas seulement eu comme résultat de nous faire faire amende honorable à l'illustre professeur Ehrlirh pour son « 606 » et la suspicion du premier moment mais aussi de nous faire de plus en plus rechercher dans le syndrome glycosurique la cause provocatrice initiale en vue d'un traitement causal le seul honnête et sérieux.

Nous allons finir le chapitre contagion par une vraie drôlerie clinique qui vous prouvera que sur le terrain transmission le genre Molière peut aussi tenir la planche et faire croire à une apparence de la part du malade comme du médecin.

Il y a quelques années vivaient dans un grand centre industriel suburbain d'Anvers quatre compères et compagnons dont la joyeuse devise « Éternelle bonne chère, inépuisable vieille bouteille » ne fut jamais démentie. Riches tous les quatre, sans soucis, sans tracas, appartenant à cette caste particulière pour lesquels travailler c'est se dégrader ! ils partageaient leurs heures précieuses entre le manger et le boire avec l'inévitable morale le tabac et la femme !

C'est au cours d'une de ses obligatoires randonnées que Vénus fit à l'un d'eux faire la connaissance d'un amour malade qui lui laissa en souvenir de cette peu charmante entrevue une superbe collection de « spirochœta pallida » que le privadocente berlinois Schaudinn nous montra pour la première fois en 1905. La panacée d'Ehrlich n'avait pas encore vu le jour pour le grand malheur de notre Brillat Savarin ! Blessé gravement au cours de ces campagnes on vit évoluer chez cet amphitryon une de ces syphilis à génie léthalitique extrêmement virulent ; probablement grâce à ce terrain favorable préparé par l'alcoolisme l'autointoxication alimentaire, le nicotinisme.

La symptomatologie complexe et variée de la vérole passa en série classique sur ces viscères déjà touchés par la variété non moins grande des processus morbides sclérogènes et stéatogènes et sans que cela fût fait à nous surprendre nous voyons éclore aussi bientôt la glycosurie. Miné déjà, prédisposé rondement par ce triste parasitisme dont l'action était fidèlement et efficacement corroborée par sa triste hygiène l'effondrement de cette épave serait foudroyante. Evolution de degrés multiples des scléroses variées hépatique, rénale, cardiaque, artérielle, cérébrale en parallélisme parfait avec son évolution syphilitique ; mise en évidence des misères inhérentes à l'alcoolisme et le tabagisme ; exécution sommaire du drame morbide stigmatisant le syndrome glycosurie, née de cette cause commune primitive, nous assistons terrifiés au spectacle de cette cynématographie pathologique : toxialimentation, intoxication alcoolique et tabagique avec leur sclérose et stéatose viscérale obligatoire, syphilis grave sur terrain préparé tout aussi scléro et stéatogène viscérale, diabète syndromatique bientôt avec dénutrition, autophagie, acétonurie, acidose, cachexie, coma et mort.

La fin tragique fut la digne conclusion d'une existence rudement remplie d'orgies et d'excès de toutes espèces. Malgré cela ce tableau ne fut pas encore assez impressionnant pour convertir ses fidèles compagnons d'infortune. Il fallut à peine quelques semaines aux trois survivants de la vieille armée gourmette pour se remettre en campagne : il fallait rattraper le temps perdu ! Malheureusement pour eux la Camarde qui avait triomphé des défenses et des forces apparentes de la première victime devait avec la même brutalité terrasser deux autres de ces copains. Le premier au début de l'année suivante, l'autre à la fin de celle-ci furent frappés mortellement. Chez le premier l'autointoxication grave et chronique entamant les organes de la glycorégularisation par une marche sclérogène rapide fit éclater une glycosurie qui passa en quelques jours du dénutritif à l'autocombustion, à l'acétonurie, à la gangrène diabétique d'un membre et à la mort en moins d'une année. Chez le second elle se complut à le torturer un peu plus longuement, à petit feu elle consomma cet organisme saturé d'alcool, nicotine, toxines alimentaires par un feu de joie morbide qui pour flamber pendant une couple d'années ne manqua cependant pas de présenter des variantes d'horreur !

Il passa successivement par les misères classiques de la viscérosclérose généralisée où les phénomènes tragiques des insuffisances rénale, hépatique, cardiaque faisaient espérer au malade et à l'entourage que la mort indulgente aurait pitié de ses maux et par une fin libératrice finirait ce drame morbide.

Mais en réparation de ses heures consacrées aux orgies, aux passions de la table et autres sans trêve, ni répit, ni ménagements, la vengeance léthalitique devait lui réserver encore une de ses plus raffinées épreuves : la glycosurie dans toute sa hideur depuis le syndrome le plus vulgaire, le plus simple jusqu'aux dermatoses les plus horribles de la période acétonurique.

C'est à ce moment que le destin vengeur de l'antihygiène satisfait de son œuvre lui envoya enfin la sclérose cérébrale pour mettre

une fin aux horreurs de ce spectacle morbide par une mort foudroyante.

Cette fois la leçon aussi était vécue pour le dernier survivant de
la glorieuse compagnie! La disparition tragique du trio, le manque
d'entraîneur, la solitude peut-être ouvrit un peu tard les yeux à
l'héritier de famille de snobs et de vadrouilles! Hanté par les mâ-
nes des disparus il se vit nuit et jour obsédé par le spectre de la
syphilo-diabéto-phobie destiné par sa sclérose généralisée post-
toxialimentaire à la faillite cérébrale à devenir une réelle épave de
névropathie. Oubliant ses propres orgies, oubliant avec quel achar-
nement il avait lutté aux côtés de ses compagnons disparus à l'ob-
tention de son brevet d'alcoolique, scléreux, intoxiqué ; oubliant
que si comme les autres il n'avait pas payé encore son tribut aux
infractions terribles dė l'hygiène c'est à un vulgaire caprice de l'horrible Camarde qu'il le doit ; oubliant que s'il semble qu'elle eut
pour lui des circonstances atténuantes, cette clémence pathologique ne sera peut-être que trompeuse pour exiger de lui une ran-
çon doublement chère dans l'avenir ; oubliant en un mot tout ce que
la plus élémentaire des saines raisons aurait dû lui faire voir à l'é-
vidence : il se crut (oh ! ironie cruelle du sort !) contaminé, conta-
gionné de syphilis et de diabète par ses compagnons d'excès !

La première victime avait, crut-il, transmis durant sa vie, pendant leurs intimes agapes, à ses camarades de table par l'usage
commun des ustensiles de cuisine à la fois le diabète et la syphilis.
Il traîna ses phobies pendant des années, de cabinets de médecins
en cabinets de maîtres réputés, s'astreignant avec la plus grande ré-
signation et le plus exagéré rigorisme à des régimes des manières
de vivre, des traitements les plus variés, les plus excentriques, les
plus bariolés pour lui-même ou les autres et sans jamais y trouver
le moindre soulagement, la moindre consolation, la moindre sugges-
tion bienfaisante. Le suicide enfin put le guérir un peu tard ! J'eus
encore l'occasion un mois environ avant sa triste fin voulue de le
voir avec mon si regretté Maître le professeur Raymond à Paris. Il
ne fut pas plus heureux que moi pour déceler chez mon malheureux
névropathe ou cérébroscléreux la moindre trace, le moindre vestige
de syphilis ou de glycosurie. Profondément miné par les diathèses
acquises au milieu de sa vie passée au foyer des excès de toute na-

ture il n'aurait certes pas été surprenant qu'au lieu de voir chavirer tout simplement dans une sclérose généralisée son cerveau on n'assistât au naufrage de sa fonction glycorégulatrice comme chez les autres. De même qu'il n'aurait pas été étonnant que dans ses interminables chevauchées à travers les sentiers fleuris de l'amour une épine ne le griffe d'une érosion vérolique. Le hasard capricieux en avait décidé autrement! il devint syphilitique et glycosurique imaginaire, mal pour lui peut-être plus sévère, plus torturant que le brutal réalisme morbide. *Cette histoire est un argument « irrécusable » en faveur de la théorie de la contagion du diabète !!!!*

Nous croyons cette question jugée pour nous.

Quand nous aurons encore ajouté quelques mots sur la compréhension de l'anatomie pathologique et des complications du diabète en tant que syndrome glycosurique opposé au diabète autonome nous aurons fini à défendre notre opinion née de vingt-cinq années d'observation médicale sur le diabète en tant que personnalité morbide.

Comment expliquer la fréquence de la glycosurie si ce n'est comme symptôme, comme syndrome de nombreux processus généraux de l'anatomie pathologique : tantôt constante tantôt intermittente : comme dans les crises gastriques du tabes, comme dans l'aortite abdominale, comme dans une foule d'autres manifestations morbides pouvant entraîner par perturbation pathogénique les troubles de la fonction glycorégulatrice productrice ou destructrice. Que cela se passe en adultérant la pression artérielle comme d'aucuns le pensent ou en troublant comme croient les autres par ses processus artéritiques le système de nutrition important des organes chargés normalement du chimisme biologique de la production ou régularisation sucrée. Enfin les complications à leur tour plaident pour la nature syndrome du diabète. Et nous pouvons dire sans crainte d'être contredit par la clinique tout au moins que l'autonomie de la glycosurie, son hérédité pure, sa conjugalité, sa contagion sont fort compromises.

Nous voulons encore avant de clore cette étude revenir un instant sur l'étiologie, sur le diagnostic et leur importance respective dans la question de la glycosurie en particulier et des maladies en général que la pratique médicale nous offre à distinguer entre elles.

Comme nous le disions déjà plus haut nous ne devons plus nous contenter de ces misérables et vagues attaches routinières qui tendent à faire d'un fils l'héritier absolu d'un père sur le terrain pathologique. Tenons certes largement compte de son dossier atavique pour certains indices tels que la syphilis, la tuberculose et quelques autres peut-être mais aussi et avant tout voyons si le sujet qui est devant nous n'a pas acquis par ses propres moyens, quelquefois à son insu, infection, contagion, mauvaise hygiène, la pléiade des troubles que nous observons et en particulier quand ces troubles tombent dans le domaine de la fonction glycorégulatrice. Eh bien dans le cadre de ce syndrome la presque généralité des cas sera pour l'acquisition personnelle ; presque toujours nous observerons qu'une cause bien nette a présidé à troubler la glycorégularisation et qu'il suffira d'enrayer cette cause, cette entrave pour voir, s'il en est temps encore, la fonction sucrée se refaire et le malade diabétique par accroc revenir à la santé. C'est la seule façon rationnelle d'établir un diagnostic vraiment médical, d'instituer un traitement sérieux et d'arriver à une guérison durable. Ainsi au lieu d'admettre cette relation *sine qua non* du diabète avec l'arthritisme par exemple, d'en faire un héritage inévitable d'un père arthritique à un fils arthriticodiabétique disons plutôt que l'hygiène alimentaire, pour ne citer que celle-là, vicieuse, inhérente, coutumière, invétérée dans la famille de père en fils est la vraie cause morbide chez le fils comme chez le père mais non pas cette mystérieuse transmission héréditaire du diabète pas même de l'arthritisme ! Nous avons comme tous les praticiens de quelques années d'ornière médicale vécu de trop fréquents exemples où l'hérédité morbide nous fit défaut grâce à une hygiène rectifiée à temps ! Tels sont de nombreux descendants de diabétiques portant avec fierté leur intégrité pathologique grâce à la réforme d'un régime où la toxialimentation, la contagion acquise d'affection en général diabétogènes étaient soigneusement exclus mais aussi où en dépit des plus minutieuses investigations on ne pourrait déceler la moindre trace ni de l'arthritisme, ni de diabète familial, ni de diabète conjugal, ni de diabète héréditaire. Nous avons à citer de nombreux exemples de père et mère diabétiques, sujets pathologiques de leurs œuvres antihygiéniques tour à tour glycosuriques, autophagiques, cachectiques tout cela fleurissant sur un terrain propice, préparé par la toxialimentation et son escorte obligée la viscérosclérose, ces parents avoir été cependant les générateurs d'enfants exempts les uns, grâce à leur hygiène irréprochable, de toute glycosurie, de toute viscérosclérose, de tout arthritisme ; les autres, fidèles à la misérable hygiène des parents, avoir en partage, ou mieux dit acquis, toute la varipathologie qu'incarnent ces abus : la viscéroslérose, la glycosurie, le fameux arthritisme.

Heureux hasard généalogique qui frappe toujours pour les besoins de la cause usée, d'atavisme morbide, le toxialimentaire, l'intoxiqué et épargne avec la même constance le frugal, le tempéré !

On m'a cité maintes fois des exemples en apparence contradictoires m'exhibant triomphalement des types de successions familiales pathologiques de telle fille issue d'un père, d'une mère glycosurique, atteinte elle-même alors qu'elle était le prototype de la tempérance et de la frugalité. Cela peut arriver certes et dans ces cas il y a peut-être une hérédité très acceptable même à notre manière de voir mais gare les réserves à faire parfois à cette prétendue abstinence ! Que de fois cette prétendue hygiène sévère chez ce descendant n'est-elle guère qu'apparente et rien que cela !

Être aux yeux du public fût-il médical un exemple de parfaite hygiène et en réalité être tout ce qu'il y a de plus perverse en excès de toute nature.

Je m'en vais vous citer un exemple personnel qui dans cet ordre d'idées est des plus probants et que tout praticien a vécu hélas par trop souvent. J'avais vu en consultation avec un confrère urbain, une vieille demoiselle atteinte de notre commun avis de viscérosclérose grave où successivement la fonction hépatique, rénale, pancréatique, cardiaque avaient faussé leur rythme et menacé la faillite. Il est presque inutile de dire que l'étiquette trouvée sur ce casier pathologique fut arthritisme avec un qualificatif de plus héréditaire ! On me confia bien bas que le père avait été un grand noceur devant l'Éternel !

Avec mon caractère médical aussi revêche que mon caractère habituel et mon horreur de ce mot, stigmatisant l'ignorance et l'indéterminé arthritisme, vous devez comprendre combien ce diagnostic me flatta ! et combien je devais me sentir aiguillonné vers un dia-

gnostic à lui opposer. La syphilis héréditaire du grand noceur brilla
d'abord devant mon esprit avec un énorme intérêt ; la clinique, l'examen
par le Wassermann fait et refait, l'absence de tout stigmate dut me le
faire écarter à la grande satisfaction de mon confrère tenace aussi
à défendre son diagnostic. Un nouvel examen me fit affirmer haut
et ferme la nature toxique et alimentaire de la viscérosclérose et au
grand ahurissement de mon confrère Je mis en avant l'autointoxication carnée, l'alcoolisme et le tabagisme peut-être, de ma brave
vieille fille comme cause de la viscérosclérose ! ! mon ami, conséquent avec lui-même, fort de l'hygiène parfaite de sa malade, prit fait
et cause pour elle et sa réputation et refusa net mon diagnostic, mon
régime et mon traitement. Je fus écarté à partir de ce moment comme
un être non pas seulement inutile, ne sachant pas reconnaître un
arthritisme, mais même dangereux comme attentatoire à la bonne réputation d'une personne des plus honorables et des plus tempérantes
dont j'avais osé dans ma perversion soupçonner les coutumiers écarts
de régime, les plus ignobles excès de diététique !

J'estime du reste que mon confrère indigné de mon entêtement
et de mon doute dans sa parole avait assisté peu contrit à mon ba-
layage ! Un an environ plus tard le hasard, si souvent redresseur
des torts dans la vie, me fit retrouver ma brave tempérante à ma
consultation de ville dans un état des plus lamentables et des plus
précaires ! Elle venait me faire assister comme amende honorable,
comme vengeresse réparation à la chute de rideau de son drame
morbide et avant de mourir me faire l'aveu de ses mensongères ré-
ponses lors de mon réquisitoire, de mon interrogatoire serré à mes
premières visites chez elle pour le triomphe de mon diagnostic si
conspué par les menées frauduleuses de ma patiente ! mais si pro-
fitable pour elle surtout en ce moment où le simple et généreux
aveu de son intempérance aurait pu sinon la guérir, au moins brider
solidement et peut-être pour longtemps l'évolution maintenant si
fatale de sa ruine organique. Elle venait, la pauvre âme, elle la
pseudotempérante, elle pour tous ceux qui la connaissaient le plus
bel exemple de la vie frugale et régulière, elle citée par son médecin même comme modèle d'hygiène générale et privée, elle que
toutes les sociétés de tempérance auraient inscrite d'office parmi
les membres les plus dignes des abstinents, elle venait, dis-je, me

faire la confession générale d'un passé long et continu d'autointoxications carnées et alcooliques doublées d'un tabagisme inimaginable ! Et on peut dire d'elle sans crainte d'être taxé de la moindre exagération qu'elle était le prototype des intoxiquées et que depuis son enfance ou tout au moins de son adolescence elle avait foulé aux pieds avec aberration et rage les notions les plus élémentaires de toute hygiène. Je lui accordai de la façon la plus généreuse la remise, le pardon de son crime de lèse-vérité dont elle avait été la plus grande victime, trop heureux de voir mon diagnostic mis au grand jour après avoir été si conspué ! Je lui réclamai comme expiation une entière et aveugle soumission médicale pour l'avenir. Cette fois je n'eus aucune peine à l'obtenir. Je la mis aux régimes successifs de la diète hydrique, du sérolactum, du lait battu, du lait achloruré, du lait et enfin au régime lactovégétarien achloruré rigoureux et étroitement surveillée cette fois tant au point de vue diététique qu'hygiénique. Elle vécut encore deux ans d'une existence tolérable à l'abri des grands esclandres pathologiques de cette viscérosclerose totale. Certes aux yeux des partisans de l'ancienne manière de voir, ignorants du reste les aveux de cette épave morbide repentie elle resta par sa mort fidèle à la fois à la familialité et à son atavisme arthritique.

Elle mourut de cette mort dont fut frappée toute sa lignée, de cette mort dont partit son père, sa mère, ses aïeux ; parce que cela devait être ainsi car depuis des temps infinis les lois de l'ancestralité en avaient décidé ainsi et non pas à cause de son effroyable toxialimentation, de sa terrible incurie hygiénique ! Et tout cela pourquoi ? Parce que les adeptes de la grande hérédité en tout et malgré tout, ne se donnent même pas la peine de scruter plus avant dans les profondeurs secrètes de la pathogénie de leurs malades et préfèrent accepter aveuglément l'explication plus dolente de l'ancestralité pour aussi de cette façon plus aisément cacher l'ignorance ou éviter le travail quelquefois aride et ingrat de la clinique positiviste. Ils trouvent qu'arthritisme et ancestralité sonnent aussi bien en médecine humaine que toxialimentation, que viscérosclérose ! Du reste ce qui est arrivé là pour notre intéressante malade arrive plus souvent qu'on ne croit. Nous sommes intimement convaincus qu'il faut se défier **toujours** de la sincérité de nos malades quand il s'agit de

dénuder les passions humaines, de dévoiler au grand jour de l'étiologie les excès de toute nature, les collaboratrices si fréquentes de
nos grandes maladies modernes. C'est particulièrement grâce à une
mentalité spécifique, à une fausse honte, à une pudeur mal enten-
due toute personnelle et toute gratuite particulièrement dans les
classes élevées ou riches de la société fin de siècle qui stigmatise
surtout cette pourriture sociale de la plus abjecte hygiène diététique et autre, que l'on butte le plus obstinément contre l'aveu franc
et sincère des abus les plus raffinés et les plus étendus ! C'est dans
cette classe que l'on nomme si abusivement élevée, que même au
temps jadis on dénommait dirigeante parce que de ce temps encore
cachés derrière les remparts infranchissables de leurs esclaves ils se
vautraient à l'aise dans cette turpitude sans limite et sans frein de
leurs excès. Alors que blasés, repus à la nausée, ils venaient encore
prêcher à leurs niais et stupides vassaux la frugalité et le travail
pour ne pas dire la servitude comme les indispensables facteurs de
la santé parfaite !

Mais ils avaient compté sans la médecine, sans la perspicacité de
ce sens clinique qui a, lui, percé ces rangs épais de domesticité com-
plice pour prendre sur le vif cette pathogénie coupable de l'autointoxication carnée, de l'alcoolisme raffiné, du nicotinisme et de tant
d'autres vices invétérés dans la classe de ces êtres humains arrivés
par leur inaction, leur rouille sociale, au dernier échelon de la catégorie des utilitaires de la ruche humaine. Voilà leur hérédité, voilà
leur ancestralité même morbide, pourquoi voit-on certaines de ces
familles porter comme stigmates de leur généalogie pathologique
toute une série de maladies toujours les mêmes, parce que chez elles
aussi se retrouvent toujours ces mêmes attributs de vices et d'excès
qui en forment l'adage mais aussi le signe distinctif de la dégénérescence de leur race. Le fils hérite de son père de certaines dyscrasies,
toujours les mêmes, non pas parce que ces entités morbides sont héréditaires, mille fois non ! mais parce que les causes productrices des
excès sans nom, très souvent aussi cachés qu'abominables, sont repris
par le fils éduqué par l'exemple vécu et revécu du père ! L'inaction, la
paresse, la consanguinité des mariages, les lèse-hygiène voilà les chif-
fres, voilà les armoiries réalistes de sa caste archaïque avec sa pathologie propre. Une catégorie bien moins coupable, victime de son acti-

vité cérébrale trop intensive, caractérisant elle cette classe active, réellement supérieure de la société dont elle forme le cerveau et le cœur, ignorante du mal qui, en pernicieux parasite, étiole son organisme matériel et rouille aussi par son sédentarisme sa machine humaine, arrive sans s'en douter un instant au même but morbide. L'intellectuel rivé à son travail, vivant pour son idéal, oublie son âge, sa constitution, son sédentarisme, son hygiène alimentaire vicieuse par repas trop rapides, trop chargés en calories, par économie de temps à sacrifier à ses repas et à leur régularité, par intoxication condimentaire et surcharge d'épices nécessités pour vaincre l'inappétence qu'entraîne inévitablement son manque de temps à donner au grand air, à l'exercice corporel, à la digestion, par l'intoxication alcoolique, nicotinique et une foule d'autres excitants nécessités par erreur pour artificiellement maintenir en marche ce moteur humain surchauffé journellement par le surmenage de toute heure. Et puis encore, que de fois le malheureux facteur émotions ne vient-il se joindre encore à cette série déjà innombrable de causes adultérantes de la santé du travailleur, de l'intellectuel? Peut-on ne pas tenir largement compte dans la panne de la machine de ces épouvantables tribulations morales, psychiques ou mentales que comporte, inhérente à sa nature, l'existence de nos hommes d'affaires et d'études !

Ils ne se rendent en général compte de leurs excès à eux, surmenages, émotivités, auto et intoxications, surcharges alimentaires, nicotinisme etc., avec ses acolytes obligés la sclérose, et la stéotose, que quand l'ennemi morbide troue dans la place et que leur économie est dupée insidieusement moins gravement par les syndromes témoins de dyscrasies analogues à ceux de la classe précédente avec cette différence qu'ici elle est le fruit de l'activité abusée contre laquelle la médecine moderne admiratrice de ces maîtresses qualités de l'homme doit réagir en jetant un cri d'alarme à celui qui a si bien mérité de ses semblables. Comme il a le droit de jeter un cri d'horreur et de dégoût contre les vicieux par profession héréditaire mais aussi le devoir de leur jeter à la face l'anathème pour les faire revenir à des meilleurs sentiments et les relever de cette boue !

Ici encore nous aurons une fausse hérédité, ici encore de père en fils l'exagération de l'activité humaine prêchée et vécue d'exemple depuis la plus tendre enfance passera avec sa pathologie inhérente de père en fils. Une troisième catégorie de victimes de la mauvaise hygiène alimentaire sont ceux qui se croyant sincèrement sobres, posent même pour la sobriété alimentaire, alors qu'ils sont en réalité des suralimentés extraordinaires ! Ils ne prennent que peu de viande, presque pas de substances toxiques, rien de compromettant pour leur santé alors que quand on les a à sa table on frémit devant la quantité énorme des aliments absorbés et des liquides même alcooliques ingurgités ! Quand on interroge médicalement ces types de sobriété ! ils vous répondent honnêtement qu'ils vivent d'une existence exemplaire au point de vue de l'hygiène alimentaire. Ici encore c'est au médecin à juger, à prévenir, à ouvrir les yeux à cette victime innocente de la suralimentation, de l'intoxication diététique. Du reste voyez dans combien de familles où nous avons vu depuis de longues générations se poursuivre sans relâche les tares morbides ne constatons-nous pas avec satisfaction le recul de cette pathogénie depuis l'introduction de la vie sportive au grand air dans le programme journalier de leurs occupations fixes.

Si le médecin praticien moderniste veut entrer un peu plus avant au cœur de toutes ces questions inséparables de la vie il deviendra aussi sceptique que nous dans beaucoup de ces reliquats d'hérédité, familialité à tort mise sur le compte d'un vain mot que nous trouverons facilement et plus matériellement à rattacher avec beaucoup plus de véracité à un principe causal palpable !

La conception idéaliste de tempérament, de morbidité héréditaire, d'ancestralité pathogénique mal caractérisée avec les allures mystiques d'un passé inconnu cadre mal, s'accorde mal avec la notion si positive que la médecine actuelle exige de nos jours d'un processus pathogénique aisé à comprendre, à démontrer par le laboratoire et la clinique, deux fractions autrement intéressantes qu'un souvenir atavique ! L'hérédité est une fraction dont certes la pratique doit largement tenir compte mais il faut aussi prendre garde de ne pas se laisser aller à ce doux farniente de vouloir chaque fois qu'on rencontre une difficulté la trancher sur le dos d'une étiologie aussi simpliste que l'hérédité.

La raison d'être de la médecine et par conséquent la préoccupation constante du praticien doivent être la recherche des conditions qui déterminent la genèse et l'enchaînement des processus morbides.

Chaque cas est la résultante d'une subordination spéciale des facteurs pathogènes, qui comportent les origines les plus diverses mais malgré son obscurité à première vue navrante exige la conception brutale des causes primordiales, et avec ces causes se conformeront en général plus aisément les modalités dynamiques de la réactivité vitale !

Cette notion des causes directes ne peut échapper à l'attention du médecin qui malgré tout ne peut son esprit se laisser distraire par la multiplicité des effets. La thérapeutique pathogénique, celle qui rêve d'atteindre la cause et de déraciner la maladie sera l'idéal qui découlera de fait d'un diagnostic arraché au matérialisme lésant.

Il fera fi des préjugés régnants, des caprices du malade ou de l'entourage sûr de ne pas demeurer impuissant ou insuffisant dans son étiquetage et intervention médicale conformes à la saine raison !

Ne nous contentons plus de mots ; mettons au service de « notre » médecine : la pathologie générale, la physiologie pathologique, la chimie biologique, la pathogénie, toute la matière, acceptons comme corroboratrice l'ancestralité mais pour autant seulement que notre enseignement matériel médical en a besoin pour s'aider à l'établissement d'un diagnostic solide et de ce fait d'une thérapeutique spécifique honnête. Et si nous croyons avoir une individualité humorale ne disons pas toujours que cette qualité est invariablement liée même en pathogénie à l'ancestralité mais qu'elle est tout au plus soumise aux grandes lois qui gèrent notre régime et notre manière de vivre ; qu'elle subit les conséquences des intoxications endogènes et exogènes de notre clinisme alimentaire et hygiénique. Elle peut certes être influencée par les générateurs, il n'entrera jamais à l'idée d'aucun médecin de le nier au moins pour certaines entités morbides, dans les fractions normales ou leur déviation maladive mais il est incontestable que dans la majorité des cas les facteurs qui agissent le plus communément à faire marcher la machine humaine, à influencer à la fois son clinisme naturel et morbide, ce seront certes les facteurs propres et individuels.

Vingt-cinq années passées au lit des malades dans le service d'hôpital et en clientèle m'ont permis de penser ainsi sur la question du diabète et m'ont amené à croire avec beaucoup d'autres plus savants, plus compétents, plus autorisés, que la glycosurie n'est pas une maladie autonome. Je lui reconnais la personnification médicale au même titre que l'hémorragie, que la douleur, que la pneumonie dans la pneumocoscie et que tant d'autres simples manifestations de circonstances d'une infection, d'une manière d'être pathologique générale primitive. Et pour parler d'un syndrome un peu plus modern-style citons : l'angiospasmodique de Hirtz ou les crises vasculaires des Allemands. Issu lui-même comme le syndrome glycosurique de générateurs primitifs tels que la toxialimentation, les intoxications, les maladies à hérédité, etc., il a des manifestations tangibles variées ; l'asphyxie de Raynaud, la migraine ophtalmique et autres céphalées ou ambliopies du domaine de l'angiospasme cérébral auquel l'hystérie avoisine peut-être et auquel la neurasthénie n'est pas tout à fait, qui sait, étrangère. Du reste combien de mélancolies, d'érytromélalgies, de parésies, de paralysies familiales périodiques, de troubles hépatiques, de troubles rénaux, de troubles oculaires tels que glaucome, etc., de troubles coronariens peu graves chez celui à artères saines, inquiétants chez celui qui par l'âge a le système artériel usé, foudroyants chez celui dont les artères sont adultérées par des syphilis, des tuberculoses, etc., combien dis-je de toutes ces manifestations morbides ne sont que la résultante de ce syndrome angiospasmodique lui-même simple facteur d'une entité pathologique provocatrice. De même je crois que le diabète est un vulgaire syndrome relevant des causes les plus variables et les plus diverses. C'est une partie intégrante d'un processus plus général, autonome lui, frappant un organe ou des organes qui président, corroborent à la fonction glycorégulatrice. D'après le degré de lésion produite dans ces organes ou d'après la partie essentielle ou secondaire constituante frappée nous aurons tantôt la glycosurie alimentaire simple des soi-disant non-diabétiques, tantôt grave des soi-disant diabétiques avec ou sans dénutrition, avec autophagie, etc., nous épargnant les redites de l'énumération des innombrables classifications du diabète vrai ou faux dont nous n'avons pu retenir que le vague souvenir d'enfance médicale.

L'étiologie du diabète, oserions-nous le dire bien haut, sera donc pour nous celle des grands processus pathologiques variant avec la matière lésante et l'organe lésé. Par conséquent pour autant que ces grands facteurs généraux morbides puissent être à hérédité ou fami lialité, ou conjugalité, ou contagiosité, il va sans dire que le syndrome glycosurique qui en découle pourra bénéficier de la même faveur, mais que la cause productrice de cette claudication de la fonction glycorégulatrice sera le plus souvent acquise comme le sont les producteurs. En un mot le syndrome diabète pourrait dans quelques rares cas être entaché d'hérédité, peut-être même de contagion, quand la cause génératrice dont il est une simple manifestation clinique est entachée d'hérédité ou contagion. L'avenir me démontrera peut-être que j'ai eu tort : à ce moment je ferai amende honorable et je confesserai haut et ferme mes errements et implorerai à l'autonomie, à l'ancestralité, à l'atavisme, mon humble pardon. Mais en attendant ce jour heureux, la pratique brutale a fait germer dans mon cerveau médical ce doute, cette cynique manière de comprendre un peu étrange, un peu personnelle peut-être, mais que dans l'intérêt de la médecine pratique elle-même, je me permets de **penser tout haut.** Je voudrais qu'on excuse ma prétention mal placée en émettant ainsi naïvement mais sincèrement, non pas cette idée doctrinale, mais un simple vœu d'un praticien obscur adressé penaudement à ses pairs de la profession « de penser aussi tout haut à leur tour ». Ensuite que nous tous qui pensions faire de la médecine pratique, nous nous arrêtions davantage à la matérialisation de la pathogénie, que nous ne nous contentions plus pour notre diagnostic de cette hétéroclite et immatérielle nomenclature qui ne peut tout au plus nous servir qu'à laisser échapper la vraie cause acquise du mal que nous devons démasquer, étiqueter, et ce qui est plus, traiter ! Enfin si à ce vœu vous me permettez encore d'en joindre un autre, je vous demanderais de sacrifier un brin de vos moments de loisirs non plus à recueillir seulement mais à faire connaître à la tribune publique des praticiens *vos* impressions intimes et personnelles sur les diverses branches de la médecine. Dire franchement vos opinions **à vous** non bâtardées, non influencées par celles de vos anciens maîtres, par celles de nos maîtres actuels, pas même par vos lectures journalières, mais nées simplement de ce que vous observez vous-mêmes aux lits de vos malades depuis les longues années de votre apostolat médical. On criera bien souvent contre nous, mais je suis très convaincu qu'il en résultera pour notre corporation un bénéfice autrement grand que la lecture de toutes ces dissertations hétéroclites germées loin

du lit du malade, loin de la clinique, loin de la pratique. C'est purement et simplement guidé par cette intention un peu baroque, un
peu risquée peut-être, mais honnêtement communiquée, que je vous
ai donné mon idée ou ma manière de voir sur le diabète dans l'espoir de poser un précédent que j'estime être à l'avantage des praticiens. Si je n'ai pas réussi qu'on m'excuse, mon intention était bonne,
c'est elle qui se chargera de racheter mon erreur.

DU MÊME AUTEUR

Étude sur la diphtérie, 1886.

Les urines dans les brûlures étendues de la peau, 1887.

La tuberculose, son étiologie, sa curabilité, 1892.

La diazoréaction d'Ehrlich. Sa valeur clinique diagnostique et pronostique, 1896.

La tuberculose, maladie sociale, 1897.

Conditions climatériques, géologiques et économiques de la cure sanatoriale en Belgique, 1898.

Diagnostic précoce de la tuberculose, 1899.

Diagnostic précoce de la tuberculose, 1901.

Les pneumococcies dans la pratique médicale, 1901.

Valeur pronostique de la présence du bacille de Koch dans les crachats du tuberculeux, 1902.

La nature pneumococcique de la grippe, 1902.

Referendum à tous les médecins belges sur la valeur réelle de la lutte antituberculeuse telle qu'elle est faite en Belgique, 1903.

Referendum aux sommités médicales du monde entier sur l'opportunité de la lutte antituberculeuse mondiale, 1904.

La fièvre typhoïde à Anvers. Sa pathogénie. Son épidémicité, 1904.

Les scléroses cardiobulbaires, 1906.

Les coefficients urotoxiques comme valeur diagnostique des maladies, 1907.

Tabac, alcool : comme facteurs comparés dans la pathogénie de la sclérose et de la stéatose, 1908

Les néphrites urémiques et hydropigènes, leur traitement, 1908.

La polyomyélite antérieure épidémique, 1909.

La toxicité urinaire. Sa valeur clinique, 1909.

Les urémies, la sérothérapie rénale de Teissier (Livre Jubilaire du prof. Teissier de Lyon), 1910.

Oligurie, orthostatisme rénal, sa nature, son évolution, son traitement, 1910.

Les bradycardies, 1910.

MAYENNE, IMPRIMERIE CHARLES COLIN

GRANDE LIBRAIRIE MÉDICALE

A. MALOINE, ÉDITEUR

25-27, Rue de l'École-de-Médecine. — PARIS

Huchard et Fiessinger — **La Thérapeutique en Vingt Médicaments**
In-8°, 1911, 2° édition : **4** fr.

Huchard et Fiessinger — *Clinique Thérapeutique du Praticien*
1 volume in-8°, 1912 : **14** fr.

Chatelain — Précis Iconographique des Maladies de la Peau
Ouvrage illustré de 50 planches hors texte en couleurs, représentant les maladies principales de la peau, reproduites d'après nature par FÉLIX MÉHEUX, dessinateur des services de l'Hôpital Saint-Louis.
In-8°, 1910, 4° édit., relié toile anglaise : **18** fr.

Pillet — Guide Clinique pour les Maladies des Voies Urinaires
à l'Usage du Médecin praticien
In-8o, 1910, 4° édition. 145 fig., 9 pl. hors texte : **10** fr.

Salanoue-ipin — **Précis de Pathologie Exotique**
In-8° cartonné, 63 fig., 1 pl., 1910 : **15** fr.

Batigne — Éléments de Gynécologie
In-8°, 1911 : **8** fr.

Gourc — *L'Art Dentaire à la portée du Médecin*
In-18 cartonné, 1907, 76 figures : **4** fr.

Crespin — Manuel de Diagnostic Clinique
In-18 cart., 1907 : **6** fr.

Zilgien — Manuel théorique et pratique des Autopsies
2° édition 1911, in-8° avec figures : **5** fr.

Manquat — Principes de Thérapeutique raisonnée et pratique
In-8°, 1909 : **6** fr.

Pellerin — Guide pratique de l'Expert chimiste en Denrées alimentaires
2° édit., in-8°, 1910, avec figures : **16** fr.

MAYENNE, IMPRIMERIE CHARLES COLIN

www.ingramcontent.com/pod-product-compliance
Ingram Content Group UK Ltd.
Pitfield, Milton Keynes, MK11 3LW, UK
UKHW022342070726
13614UKWH00003B/1124